心とからだを整える

春夏秋冬 薬膳レシピ

増子友紀子

JN196322

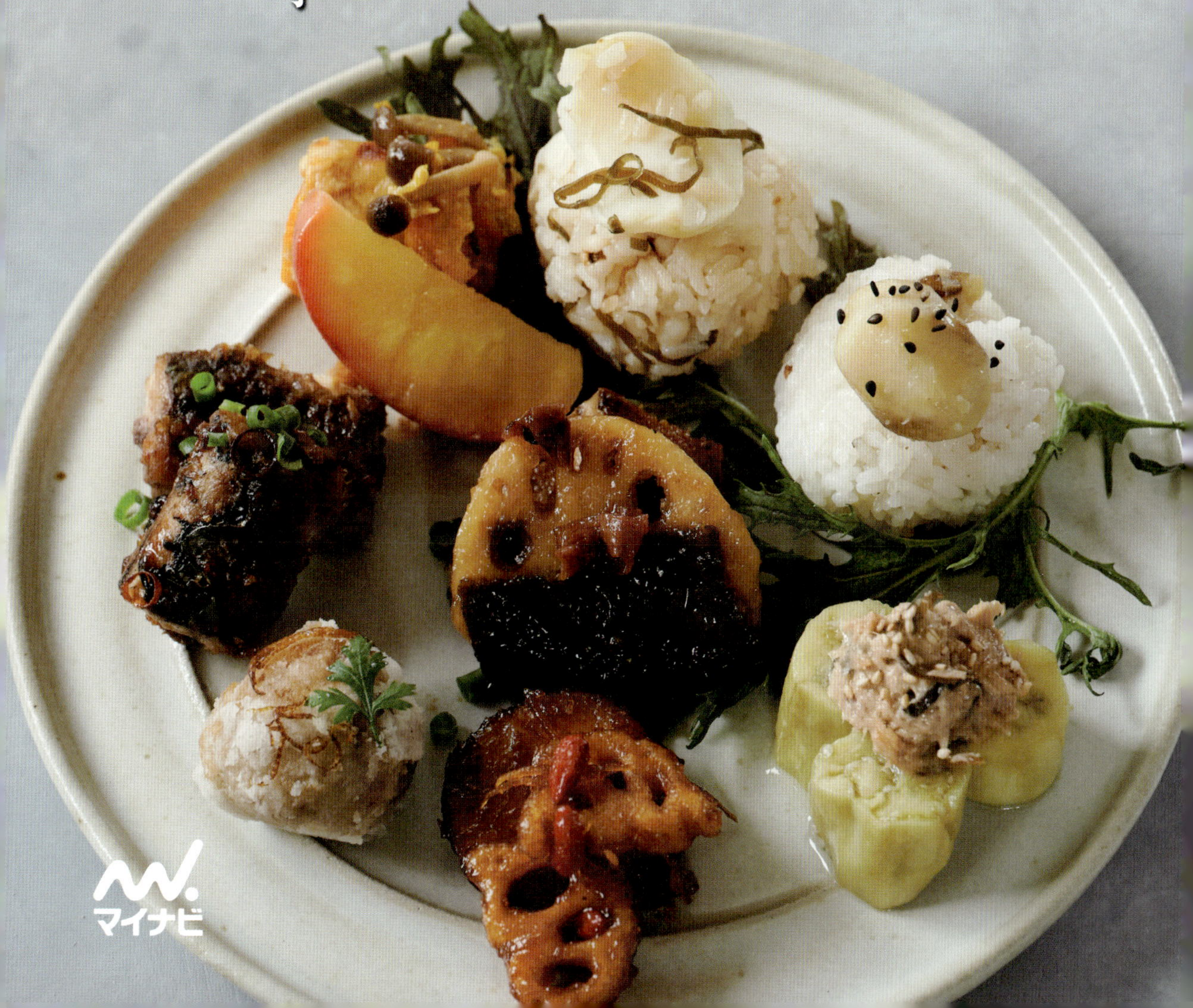

マイナビ

はじめに

年齢を重ねるにつれて意識するようになったことがあります。それは、心身の健康はもちろん、家族や大切な人たちとの関係です。実母との別れが訪れたとき、「もっとも替えがきかないものは〝今〟という時間だ」と強く思うようになりました。その〝今〟がもし、忙しさのせいで味わえていなければ、自分を労わり、心と身体を満たす〝まいにち薬膳〟を取り入れてください。

私が初めて薬膳に出会ったのは母の病がきっかけでしたが、自分自身もストレスと過労の蓄積状態でした。この時期から抜け出し、毎朝元気にライブ配信でお話しできるようになるまで、特別なことをしたわけではありません。母の介護や育児、自分自身のバランスを整えるために、〝今〟の自分にとって大切なものを意識しながら〝ちょい足し〟しただけ。日々の食事に健康を促進する食

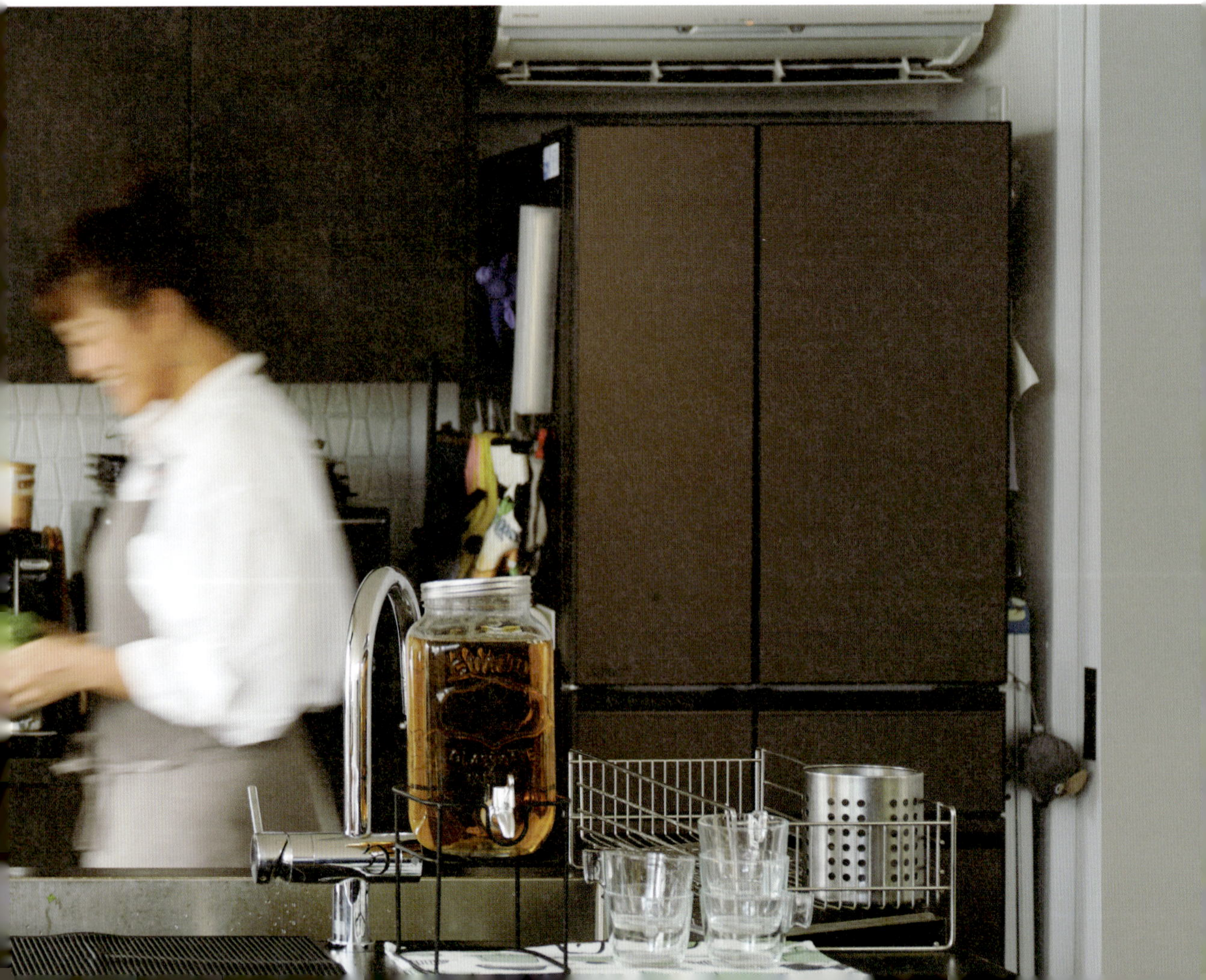

材を取り入れることで、小さな変化が大きな違いを生み出しました。それは単なる健康維持ではなく、新しい一日を迎えることの喜びに直結します。

　私が一番大切にしている薬膳に込めた思いは、「毎日を大切に生きることが、あなたの人生になる」ということ。本書では一年を、二十四節気という形で切り取り、美味しく簡単に作れる〝まいにち薬膳〟をぎゅっと詰め込みました。どんなに忙しくても、時に自分が分からなくなっても、この本を開くとあなたの〝今〟に触れ、元気になれる、そんな一冊であれたらとても幸せです。ページをめくるたびに自分に戻ってこられる、そんな人生をご一緒しましょう。

　最後に、本書を手に取ってくださった皆さま、日々共感しあえる友人たちや、私を心から支えてくれるチームメンバーやサポートの皆さま、唯一無二の家族と世界一の主人と息子。そして、誰よりも私のやりたい事を喜んでくれる大好きな母に、心から大感謝。

料理家／国際薬膳師　増子友紀子

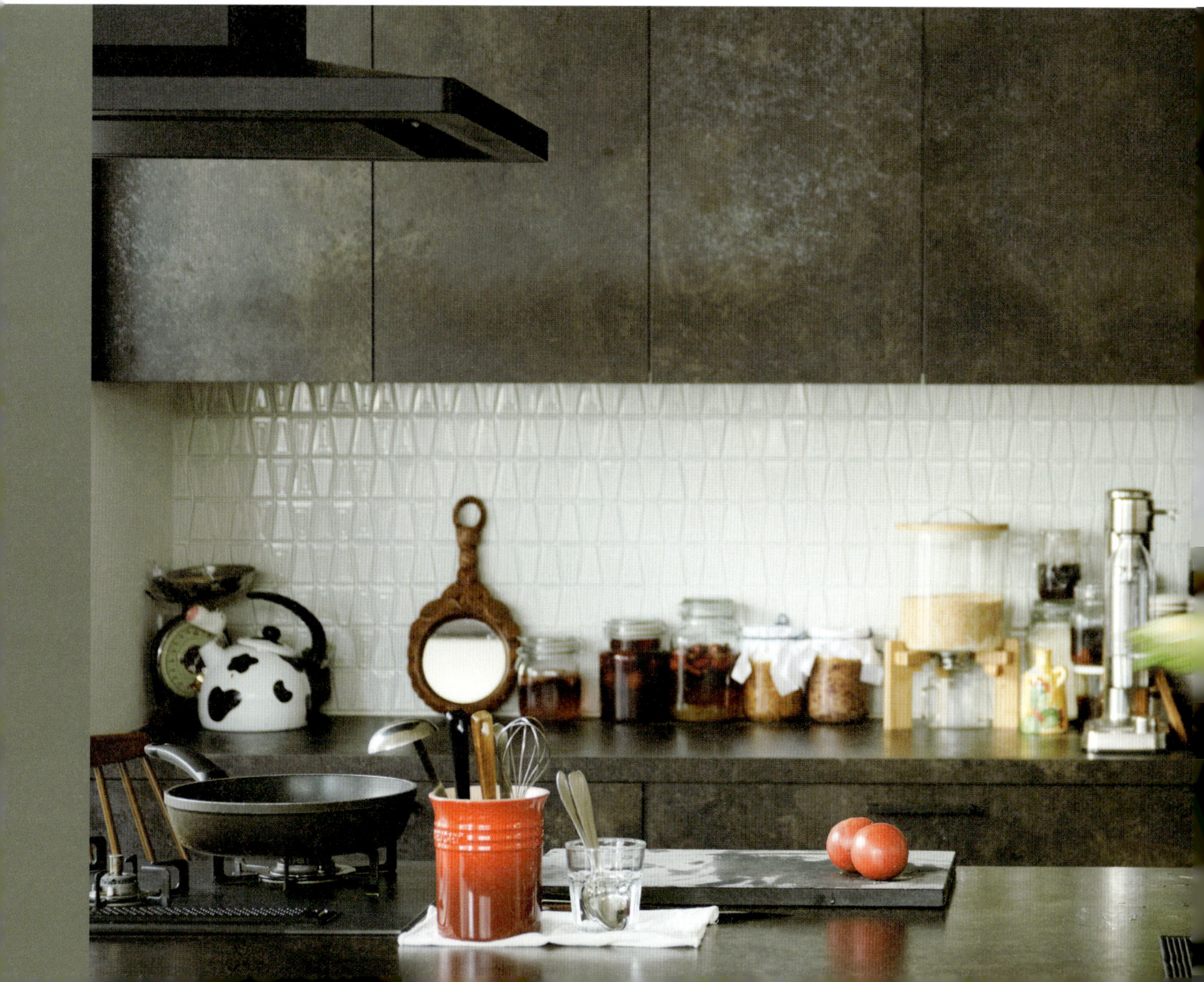

もくじ

秋

冬

知っておきたい薬膳の考え方

●そもそも薬膳とは

薬膳と聞くと、手に入りにくい食材や漢方薬を使用した、ちょっと薬臭くて食べにくい料理を想像するかもしれません。そもそも薬膳とは中国の伝統医学である「中医学」の考えに基づいた食事療法で、体調不良を改善し、健康的な体作りを促すために、体のバランスを整え、おいしく食べながら養生する、食事療法を兼ね備えた美味しい料理方法のことです。

薬膳の歴史は古く、中医学は4000年ほど前に中国大陸で発展してきた、非常に歴史のある医学です。

中国の前漢の時代（前200年～後8年頃）には、中国に現存する最古の医学書である『黄帝内経《こうていだいけい》』がまとめられ、後漢の時代（25～220年頃）には張仲景《ちょうちゅうけい》という医学者によって『傷《しょう》寒雑病論《かんざつびょうろん》』がまとまり、この2冊が中医学理論の原点のひとつといわれています。

●「陰陽説」を理解する

薬膳料理を作る上で知っておきたいのが、自然界のすべてのものは「陰」と「陽」に分けられるということ。対立する2つの要素が作用することで、自然界は成り立っています。1日で例えるならば、明るい日差しの入る朝から昼は「陽」、日が陰り暗くなる夕方から夜は「陰」。これは私たちのリズムも同様で、朝から昼は学校や仕事で活発に活動し、夕方からは比較的穏やかに過ごし休息や睡眠に至ります。陽の力が強まるのが昼、陰の力が強まるのが夜、となるわけです。

この考え方を健康に当てはめると、陰陽のバランスがうまく保てている状態を健康、崩れると病が発症するということになります。

陰陽対立の例

陽	陰
天	地
日	月
昼	夜
上	下
外	内
動	静
熱	寒
火	水
春夏	秋冬
明	暗
男	女
興奮	鎮静

●「二十四節気」で暦をとらえる

薬膳では、節分を基準に1年を24に分けた古代中国の暦で季節をとらえます。これが、地球と太陽の位置関係で決められる「二十四節気」。現在では一般的ではありませんが、「春分」や「夏至」などは生活暦として根付いています。

立春（2月4日頃）から立夏（5月6日頃）の前日までが春とされ、日がのびて気温が上がります。立夏から立秋（8月8日頃）の前日までが夏で、夏の気配を感じ始めます。立秋から立冬（11月7日頃）の前日までが秋で、日本では暑さのピークを迎えます。そして立冬から立春の前日までが冬で、日が短くなり、ぐっと気温が下がります。このように、季節の特徴と体調の変化を理解して、食材を選びましょう。

二十四節気

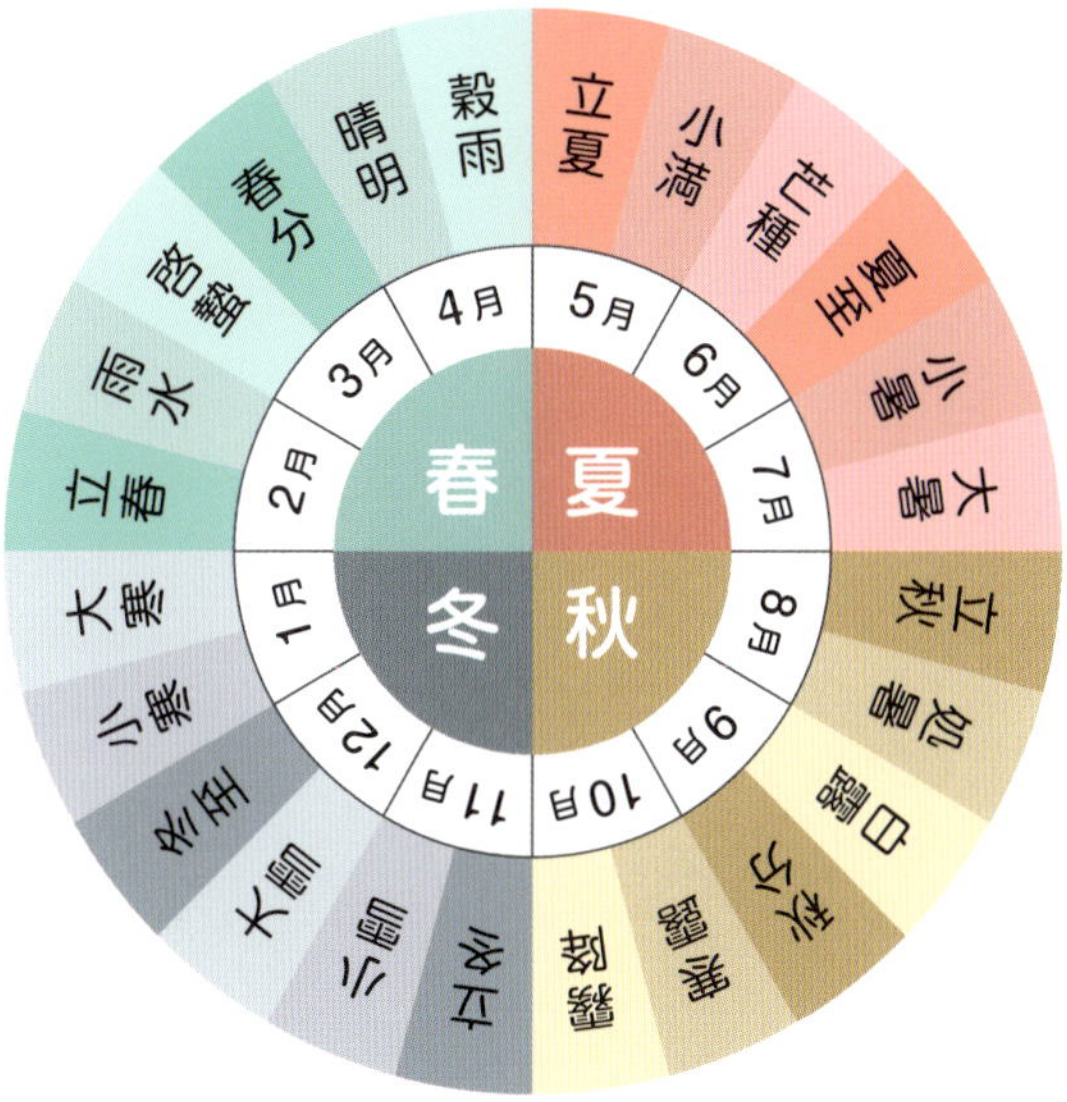

●「五行説」を理解する

すべてのものは5つの要素から成り立っているという考え方を持つ「五行説」は中医学を支える自然観念のひとつで、木・火・土・金・水の五行の要素が調和しながらバランスを保っています。

その基本となるのが相手を生み助けて促進する「相生」と、相手を制御してコントロールする「相克」です。「相生」は、木が燃えて火となり、火が燃え尽きると土に、土から金属が採れて鉱脈から水がわき、水が木を育てる、という親子のような関係です。一方「相克」は、木が土から養分を奪い、火は金を溶かし、土は土手となって水の流れを止め、金は刃物となって木を伐り、水は火を消すという、相手を抑える関係。これを理解し、5つの要素のバランスを保つことが理想とされています。

相生（→）と相克（⇢）

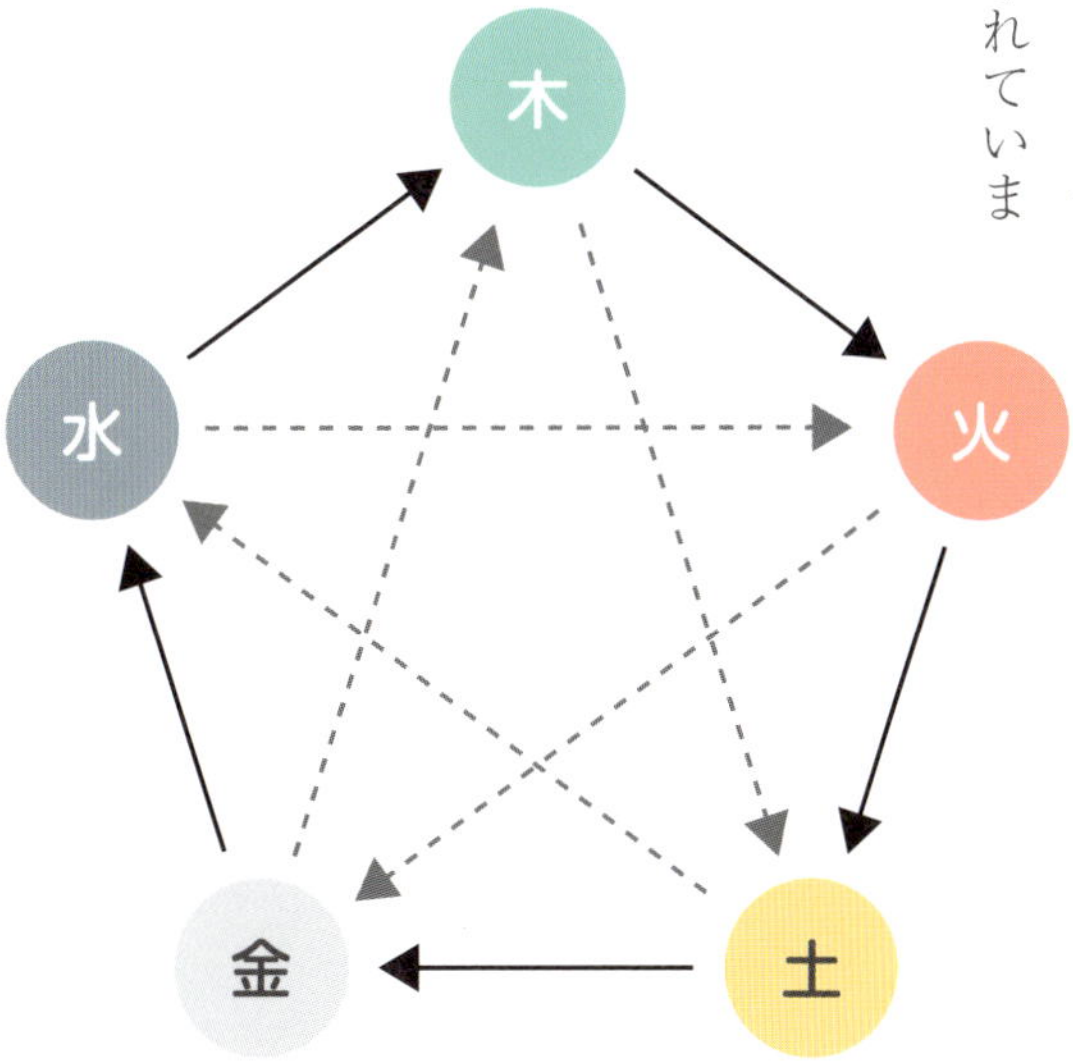

また、五行それぞれの属性に基づいて、さまざまな切り口で心と身体、自然とを関連付けて分類します。それが「五行色体表」です。木・火・土・金・水に対し、五色・五季（季節）、五気（季節の現象）、五臓・五腑・五官（人体の器官や機能）、五味（味）、五志（不調の感情）それぞれに当たるものがなにか、表を見ると一目瞭然となります。

五行色体表

	木	火	土	金	水
五季	春	夏	長夏	秋	冬
五気	風	暑	湿	燥	寒
五臓	肝	心	脾	肺	腎
五腑	胆	小腸	胃	大腸	膀胱
五官	目	舌	口	鼻	耳
五志	怒	喜	思	悲(憂)	恐
五色	青	赤	黄	白	黒
五味	酸	苦	甘	辛	鹹

中でも薬膳を取り入れるにあたって意識したいのが「五色」と「五臓」。五色は食材の色は五色「青・赤・黄・白・黒」に分類され、それぞれに違う働きがあるとされ、五臓は身体の機能や働きを「肝・心・脾・肺・腎」の5つに分けたものです。これら五臓のいずれかに不調が出た際、食材の効能や五行の関係のもとに、料理を通して改善へと導きます。

例えば木に属する「肝」は自律神経や情緒などをつかさどります。「肝」が弱っていたら（落ち込みなど）、水に属する「腎」に作用する食材を取り入れて助けます（相生）。逆に「肝」が過剰に働いている（興奮など）場合は、土に属する「脾」が弱まっているので、「甘」食材を増やして「酸」を控えます（相克）。

このように、「五行色体表」で自身の体調管理や養生に応用できるのです。

五臓と五腑

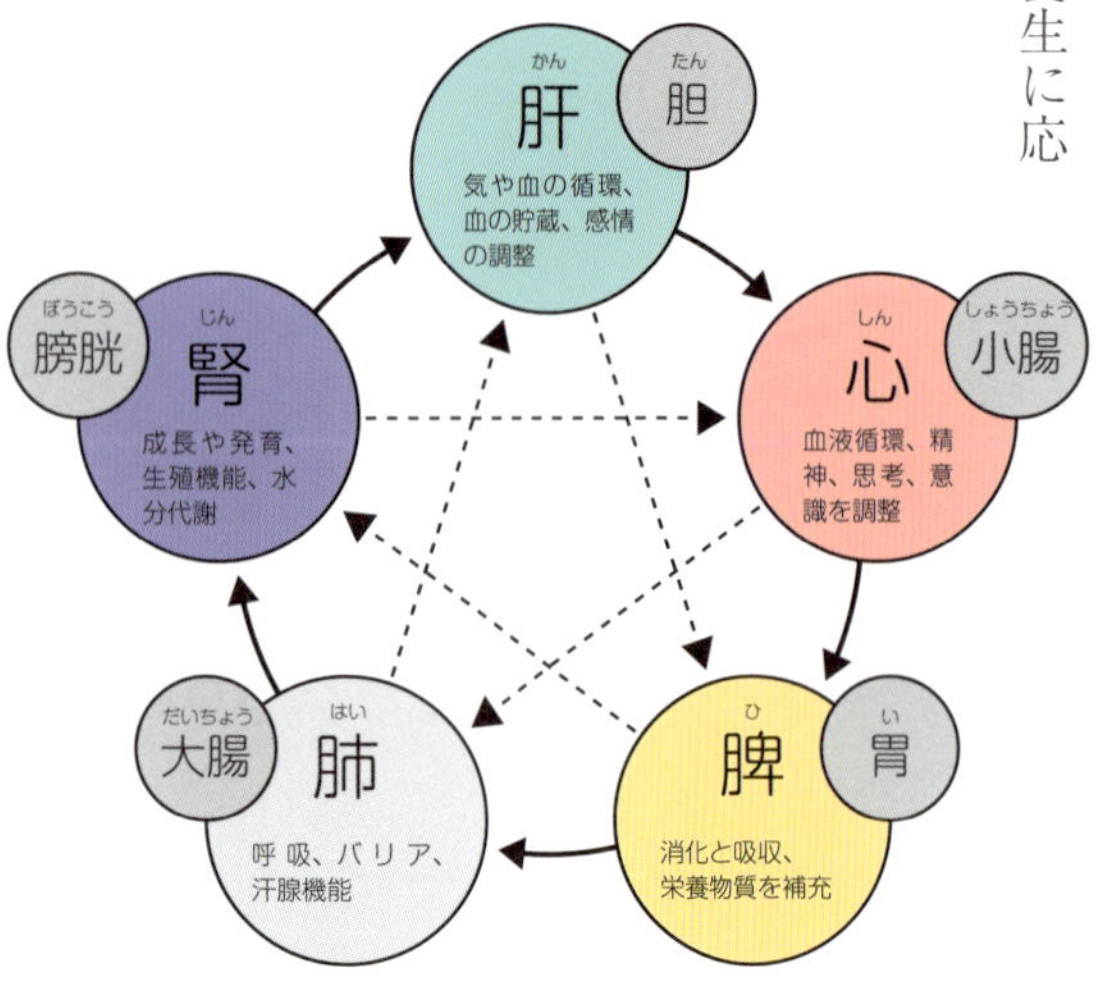

●食材の効能や性質を理解する

体質や環境に合った薬膳料理を作るために知っておきたい、もう一つのこと。それは、食材そのものを理解することです。食材には、身体を冷やす・温める作用があります。冷やさず温めない穏やかな性質である「平性」を中心に、冷やして熱を鎮める「涼性」「寒性」、逆に温めて冷えを取り除く「温性」「熱性」の5つに分類。これは「五性」と呼ばれ、組み合わせ方の基準となっています。

次に、「五味」です。これは字のとおり味のことで、酸・苦・甘・辛・鹹が基本となり、ほかに淡・渋があります。それぞれが人間の内臓や働きと深くかかわっているという考えがあります。

さらに、食材が身体のどの部分に優先的に作用するかを示す「帰経」も知っておきましょう。同じ五味・五性や効能を持つ食材でも、「帰経」が異なると影響を与える「五臓」が変わります。例えばトマトと梨はどちらも身体を潤す効能を持っていますが、トマトは「脾」、梨は「肺」と、「帰経」は異なります。

また、五味と帰経も深く関連し、主に、酸は肝、苦は心、甘は脾、辛は肺、鹹は腎の働きを活発にします。しかし食べ過ぎると帰経の臓器を疲れさせ、逆に傷めるので注意が必要です。

五味と帰経

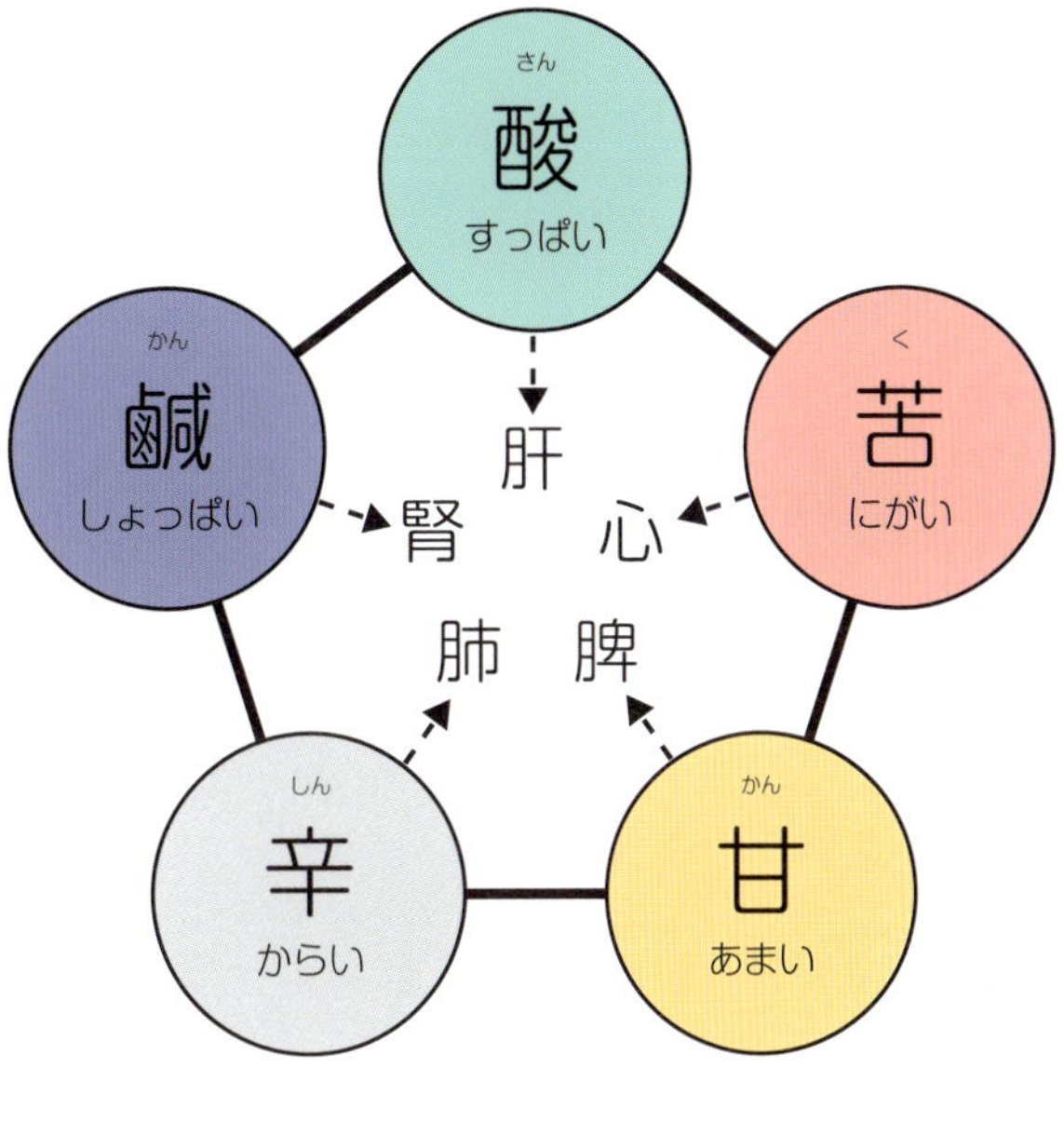

参考資料
『いつもの食材 漢方 効能&レシピ帖』／早乙女孝子 著（つちや書店）
『薬膳・漢方検定 公式テキスト』／薬日本堂 監修（実業之日本社）
『実用 中医薬膳学』／辰巳洋 著（東洋学術出版社）
『現代の食卓に生かす「食物性味表」―薬膳ハンドブック』
／日本中医食養学会・仙頭正四郎 著（日本中医食養学会）

本書について

「季節のとらえ方」

・本書では春夏秋冬を、節分を基準に1年を24等分して約15日に分けた「二十四節気」でとらえています。
・立春、雨水などが始まる日付は、その年によって1日程度前後することがあります。

「薬膳メモについて」

・本書では体調や症状に合った食材を選び、調理法を紹介していますが、食材の持つ特徴が必ずしも改善や治療に結びつくとは限りません。
・ご自身が感じる体調の変化を、季節や環境、性別や体質と照らし合わせ、レシピと結び付けてください。

「レシピ表記について」

・小さじ1＝5ml、大さじ1＝15ml、1カップ＝200ml、ひとつかみ＝10gを基本とします。
・食材のサイズは、特に指定がない場合は「中」としています。
・こしょうは、指定がない限り黒こしょうを推奨しています。
・火加減は指定がない限り中火を推奨しています。

春
spring

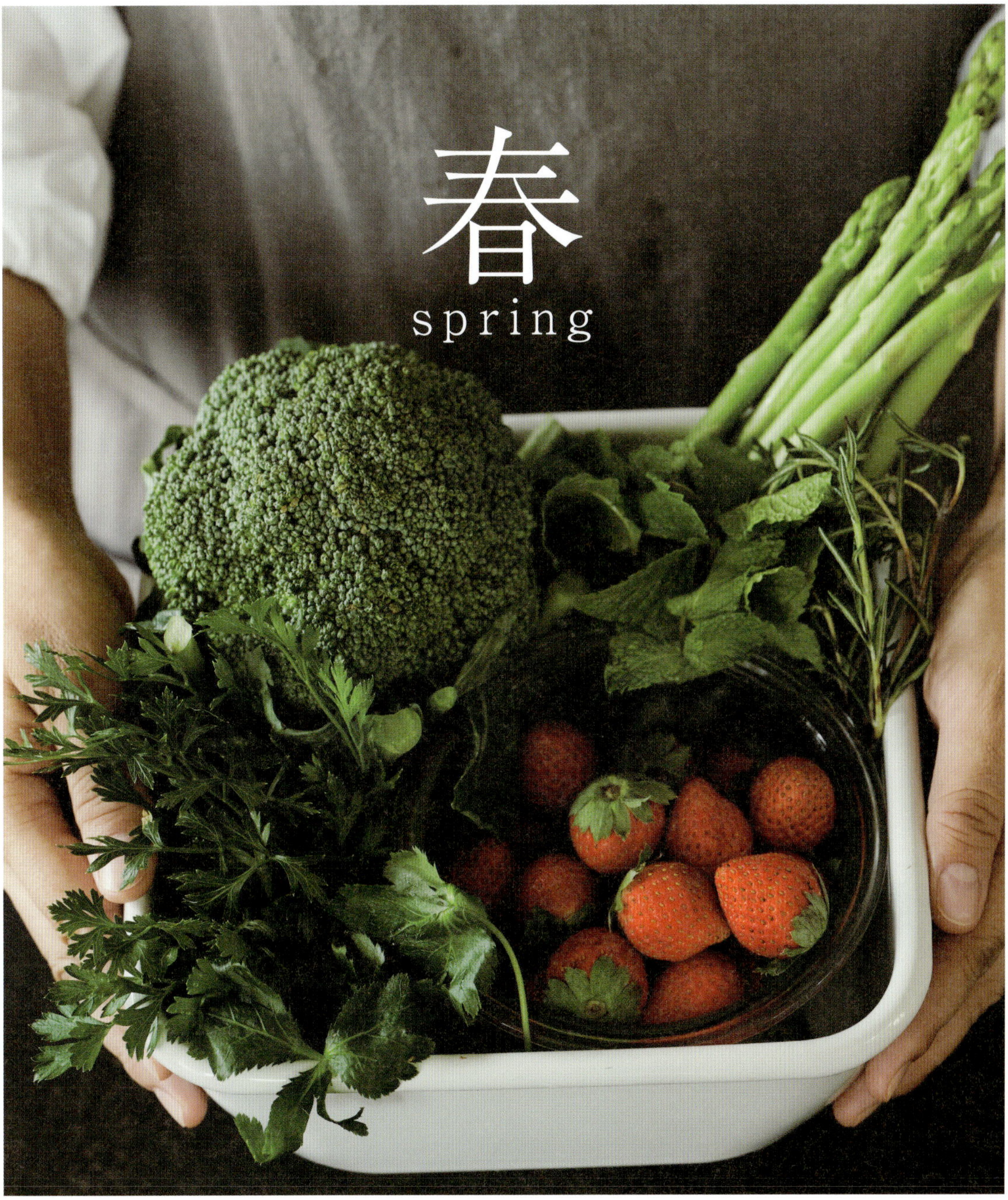

立《りっ》春《しゅん》（2月4日頃〜）
雨《う》水《すい》（2月19日頃〜）
啓《けい》蟄《ちつ》（3月6日頃〜）
春《しゅん》分《ぶん》（3月21日頃〜）
清《せい》明《めい》（4月5日頃〜）
穀《こく》雨《う》（4月20日頃〜）

春に取り入れたい食材

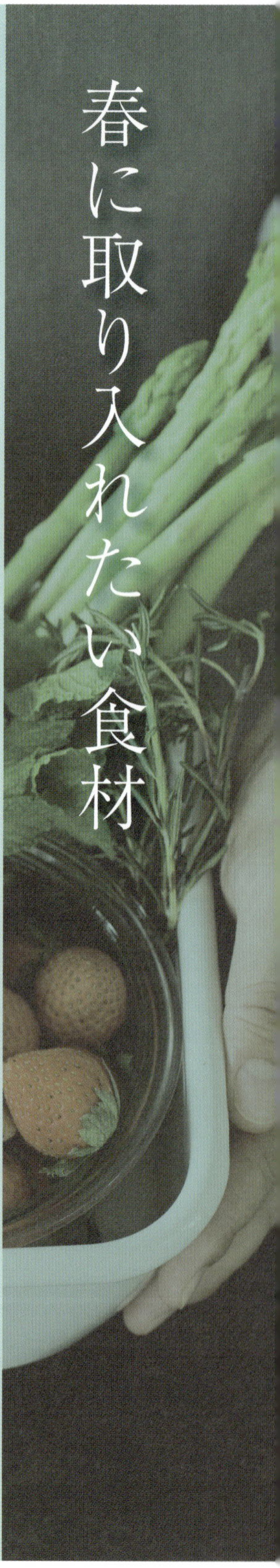

春は草木が芽吹く季節です。同時に私たちものびのびと陽気になり、新陳代謝が活発になります。胃腸の働きが弱くなりがちなので、肝の働きを抑える食材をたっぷりと摂取しましょう。

じゃがいも

胃腸のバランスを整え、元気不足を改善します。脾と胃を丈夫にし、炎症を抑える作用も。

菜の花

炎症を抑える作用があり、血流を促す作用もあります。温性なのでまだ肌寒い春にぴったりです。

ブロッコリー

弱った五臓を回復します。特に腎の機能を高めるので、アンチエイジングや消化不良にアプローチ。

金柑

昔から民間薬として使われ、気の巡りを活発にするのでストレス緩和作用があります。喉のトラブルにも。

キャベツ

胃の働きをサポートし、消化不良や胃もたれに作用します。腎への作用が強いので、アンチエイジングにもつながります。

はまぐり

余分な水分を排出するので、むくみや乾燥に作用します。湿熱体質の方におすすめの食材です。

うど

冬の間にため込んだ老廃物をデトックスし、身体を温めます。足腰の痛みや関節痛に悩む方の味方です。

アスパラガス

身体に潤いを与え、渇きを抑えます。また、余分な水分を排出するので、むくみや疲労にも適しています。

グレープフルーツ

実と皮で効果が違い、実は胃の働きを調整し、皮はイライラや怒りを抑えリラックス作用があります。

アサリ

過剰な水分を取り除き、ほてりやイライラ、むくみを緩和します。五臓に潤いを与える食材です。

玉ねぎ

血の巡りを良くするので、頭痛や肩こり、お腹の張りや肌のくすみを改善に導きます。

筍

気の巡りを正常にします。痰を取り除く・便を排出するなど、デトックス効果が期待できます。

いちご

ストレスが作り出す熱をクールダウンします。喉の乾燥やほてり、むくみの緩和などにつながります。

山椒

冷えを改善し、腹痛や下痢に効果的。激しい咳やしゃっくり、眠気覚ましにもおすすめです。

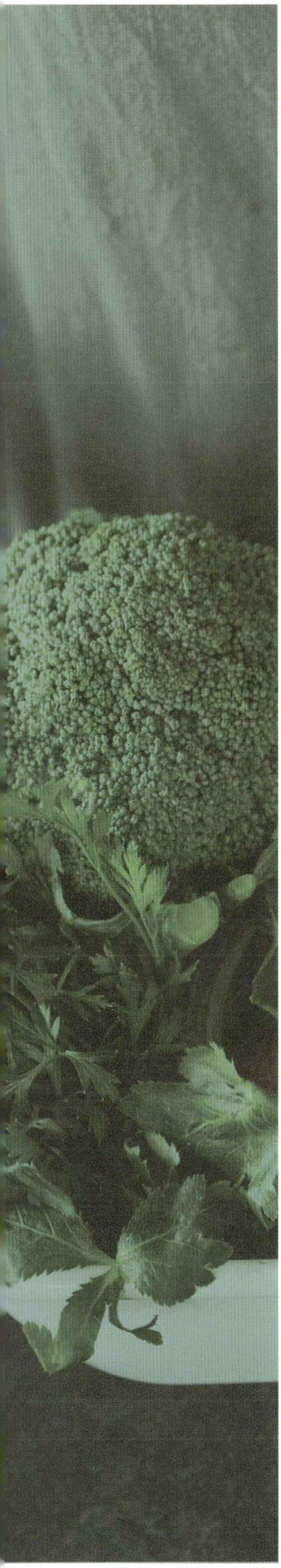

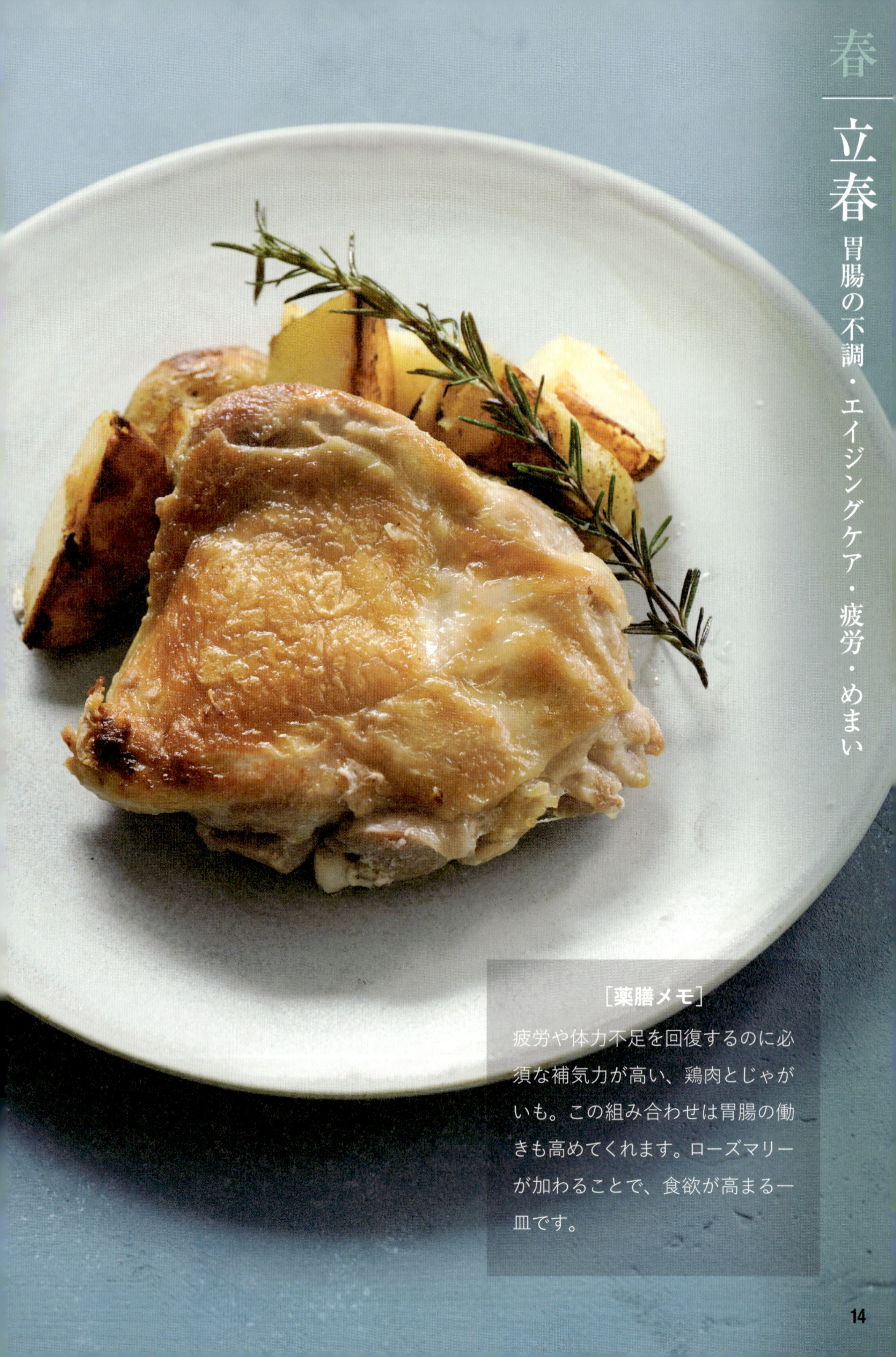

春

立春

胃腸の不調・エイジングケア・疲労・めまい

［薬膳メモ］

疲労や体力不足を回復するのに必須な補気力が高い、鶏肉とじゃがいも。この組み合わせは胃腸の働きも高めてくれます。ローズマリーが加わることで、食欲が高まる一皿です。

じゃがいもと鶏肉のロースト
ローズマリー風味

材　料（２人分）

鶏もも肉……………………２枚
にんにく……………………２片
ローズマリー………………１枝
塩……………………………適量
オリーブオイル………大さじ１
じゃがいも…………………４個

作り方

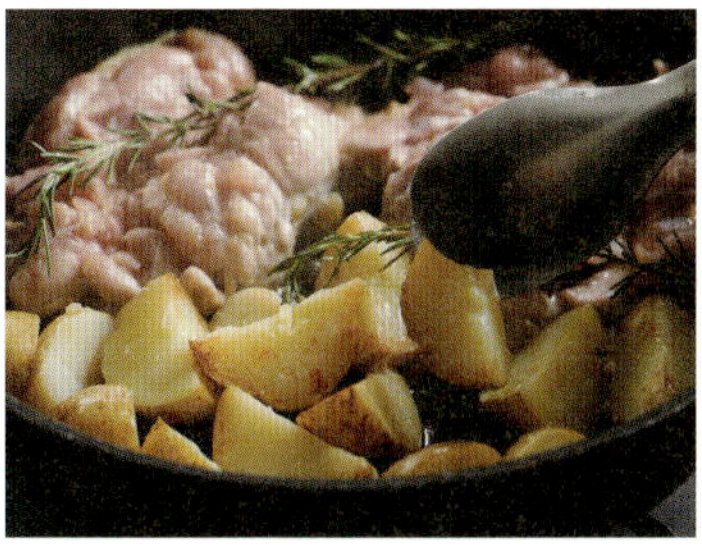

Ⓐ鶏肉は必ず皮目から。じゃがいもにこんがりと焼き目が付く頃が肉をひっくり返す合図

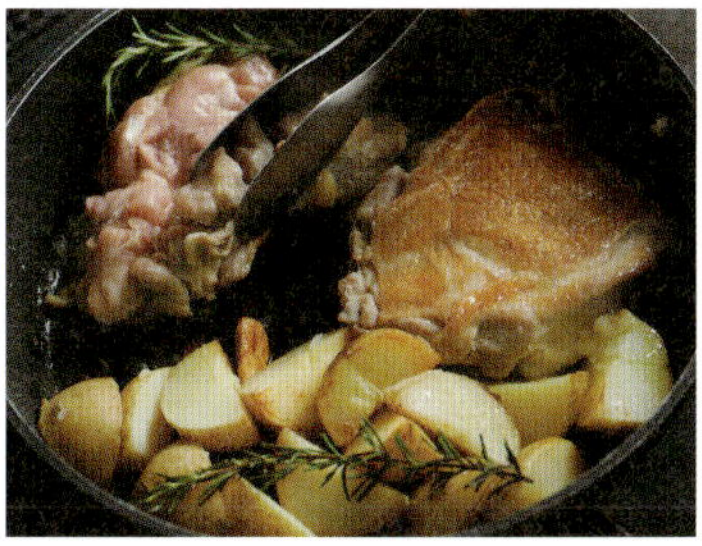

Ⓑ焦らずじっくりと皮に焼き目を付けることで、パリッと仕上がる

1　鶏肉にまんべんなく塩を振る。じゃがいもを皮ごと洗い６～８等分に切る。

2　鶏肉をポリ袋に入れる。皮をむいて半分に切ったにんにくとローズマリーを加え、半日ほど漬け置いて香りをつける。

3　加熱したフライパンにオリーブオイルをひき、鶏肉を皮目から焼き始める。

4　③のフライパンに、①のじゃがいもを入れて全体に焼き色をつける。ローズマリーを加えて蓋をし、弱火で 10 分ほど加熱するⒶ。

5　鶏肉の皮目に焼き色がついてパリッと焼けたらひっくり返すⒷ。５分ほど焼き、塩で味を調える。

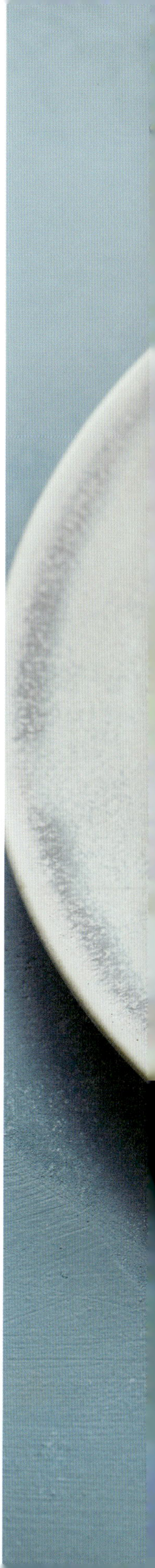

立春

鬱々した気持ち・ストレス・滞り

菜の花梅和え

材　料（作りやすい量）

菜の花（わさび菜・あぶら菜でも）
……………ひと束
塩……………ひとつまみ
梅干し………………1個
2倍濃縮めんつゆ……80ml

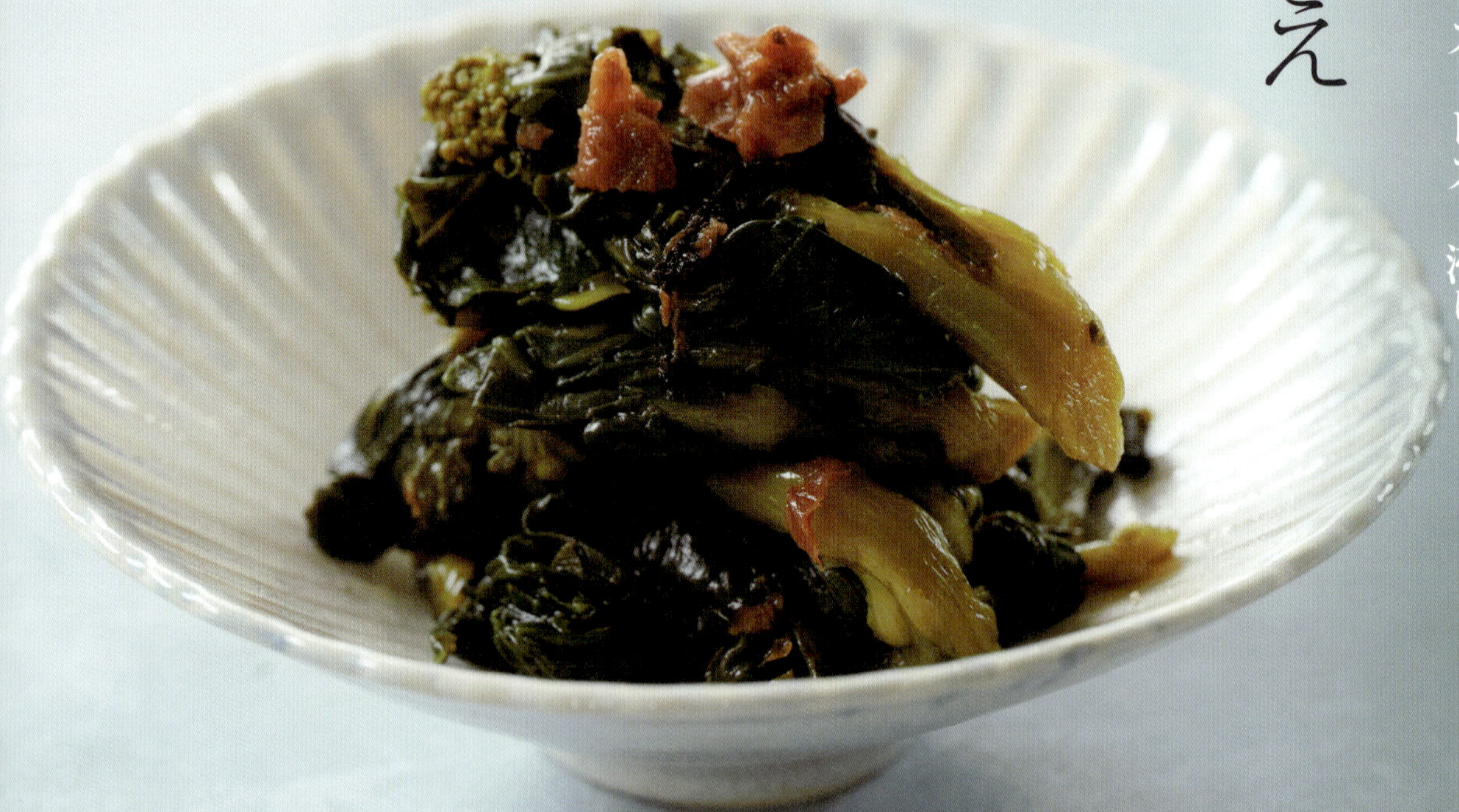

作り方

1　沸いた湯に塩をひとつまみ入れ、洗った菜の花をさっと茹でる。

2　水気を絞って5cm幅に切り、めんつゆとたたいた梅干しの実を合わせる。

［ 薬膳メモ ］

菜の花は血の巡りをよくし、鬱々とした気持ちを取り除き、ストレスを緩和する効果が期待できます。緑の濃い葉物はデトックスを司る「肝」の働きを整えてくれるので、意識して取り入れましょう。

春

雨水

エイジングケア・食欲不振・冷え性・むくみ

ブロッコリーと干しエビのペペロンチーノ

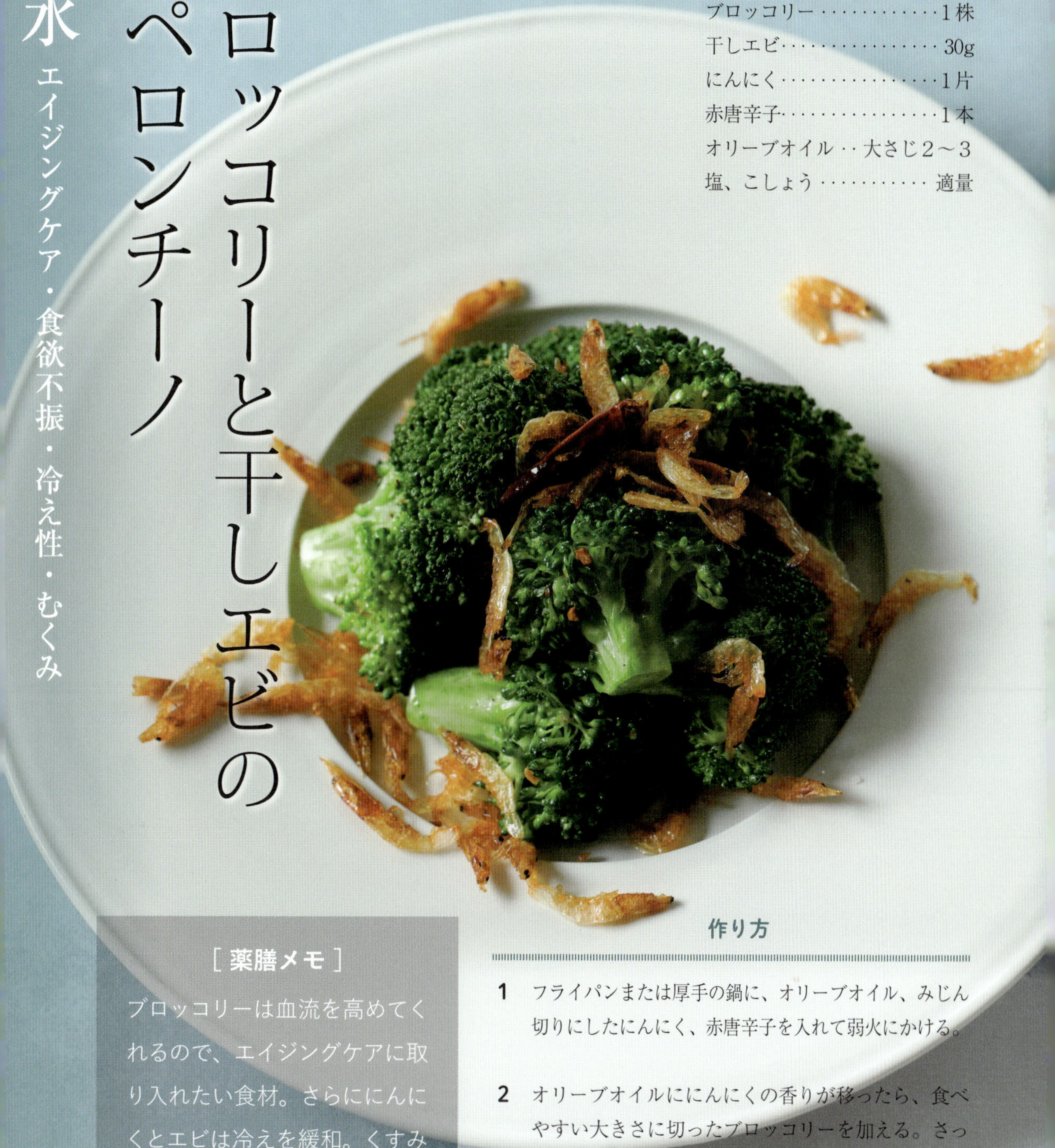

材　料（２人分）

ブロッコリー	1株
干しエビ	30g
にんにく	1片
赤唐辛子	1本
オリーブオイル	大さじ２～３
塩、こしょう	適量

作り方

1 フライパンまたは厚手の鍋に、オリーブオイル、みじん切りにしたにんにく、赤唐辛子を入れて弱火にかける。

2 オリーブオイルににんにくの香りが移ったら、食べやすい大きさに切ったブロッコリーを加える。さっと炒めて蓋をする。

3 ブロッコリーに好みの硬さまで火が通ったら、干しエビを和える。塩、こしょうで味を調えて火を止める。

［ 薬膳メモ ］

ブロッコリーは血流を高めてくれるので、エイジングケアに取り入れたい食材。さらににんにくとエビは冷えを緩和。くすみや加齢による悩みがある方におすすめの一品です。

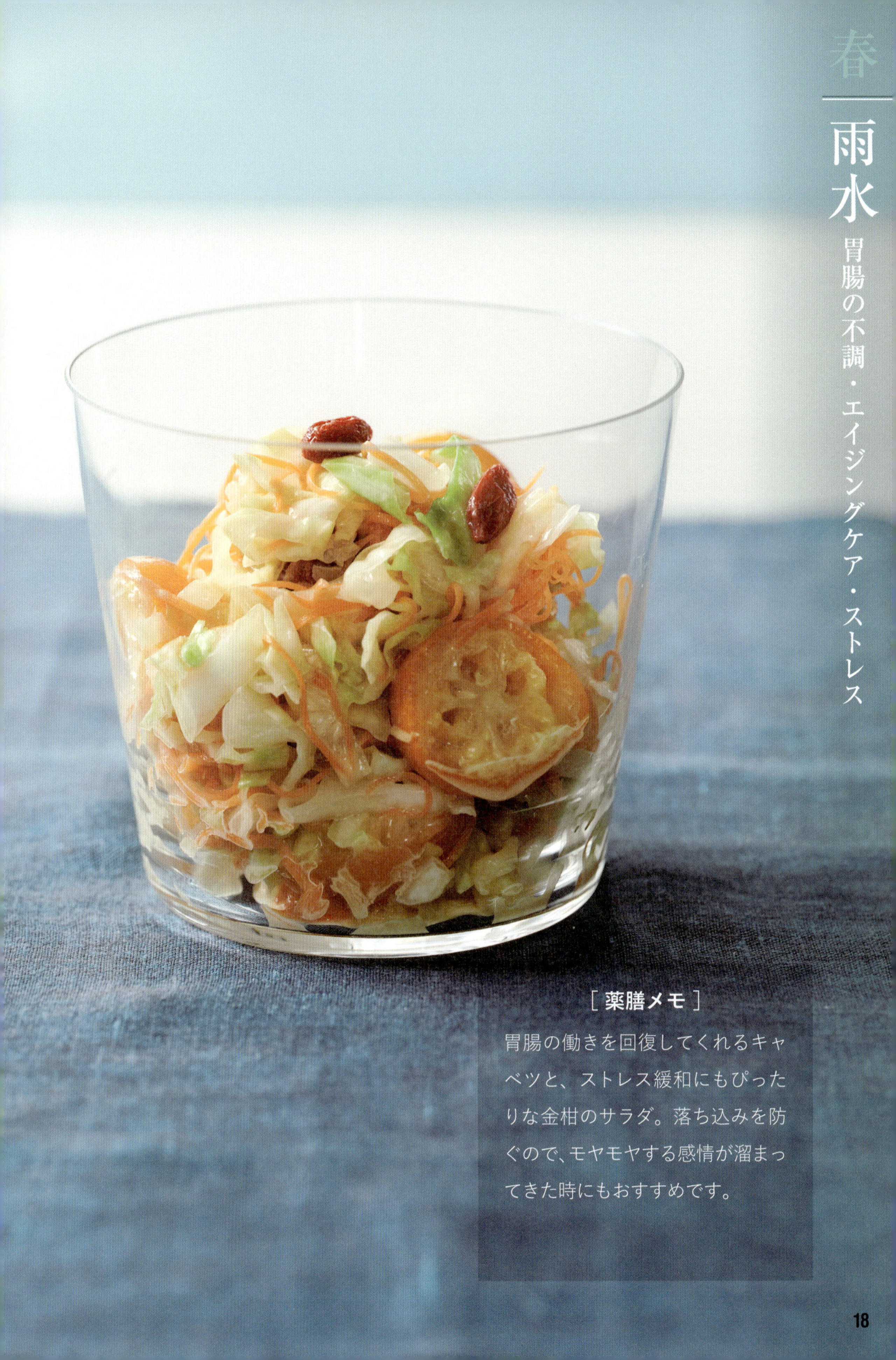

春

雨水

胃腸の不調・エイジングケア・ストレス

［薬膳メモ］

胃腸の働きを回復してくれるキャベツと、ストレス緩和にもぴったりな金柑のサラダ。落ち込みを防ぐので、モヤモヤする感情が溜まってきた時にもおすすめです。

キャベツと金柑のサラダ

材　料（２人分）

キャベツ‥‥‥250g（小 1/5 個）
人参‥‥‥‥‥‥‥‥‥‥‥‥‥ 400g
金柑‥‥‥‥‥‥‥‥‥‥‥‥‥６個
［ 調味料 ］
マヨネーズ‥‥‥‥‥‥‥‥‥ 10g
りんご酢‥‥‥‥‥‥‥‥大さじ２
塩、こしょう‥‥‥‥‥‥‥ 適量
くこの実‥‥‥‥‥‥‥‥大さじ２
ヨーグルト（無糖）‥‥‥‥大さじ１

作り方

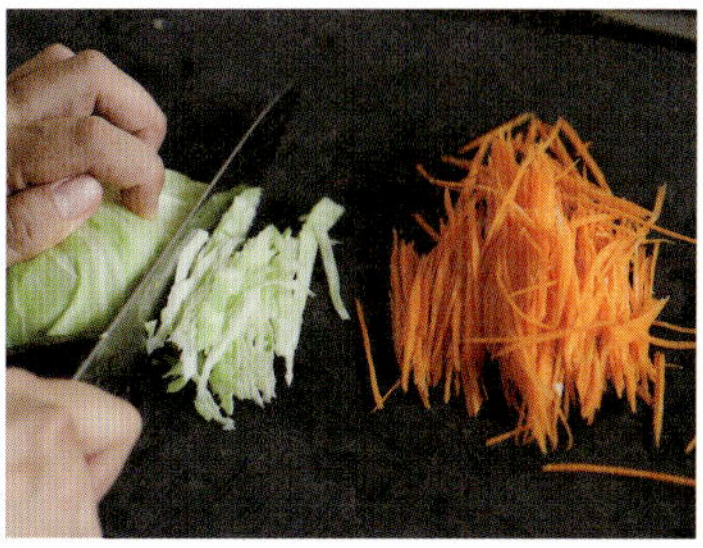

Ⓐキャベツは粗め、人参は細めの千切りに

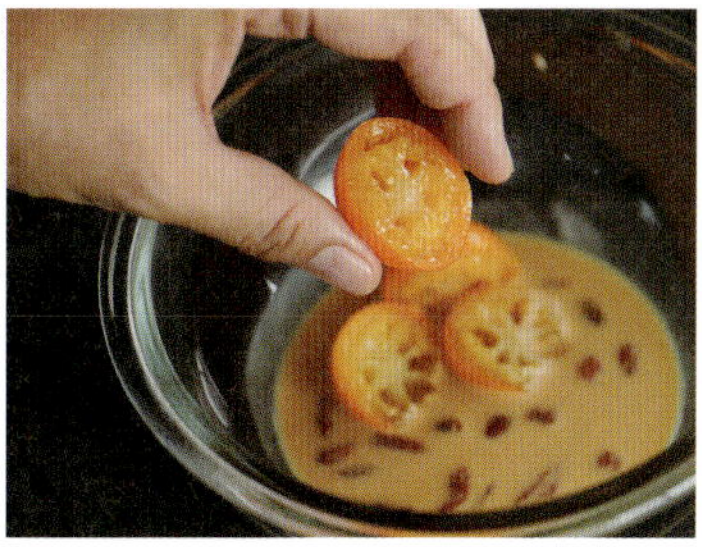

Ⓑすべての調味料をよく混ぜ、カットした金柑を絡める

1　キャベツと人参を千切りにするⒶ。塩（分量外）を軽く揉み込んで 10 分ほど置き、きつく絞って水分を抜く。

2　金柑を半分に切って、合わせておいた調味料と絡めておくⒷ。

3　①と②を絡め、15 分ほど置く。

啓蟄

イライラ・エイジングケア・更年期・ほてり・むくみ

はまぐりのお吸い物

材　料（3～4人分）

水 ………………… 600ml
昆布 ………………… 5cm
はまぐり ………………… 10個～
あられはんぺん ………………… 1袋
醤油 ………………… 大さじ1～
塩 ………………… 適量
［飾り］
三ツ葉 ………………… 適量

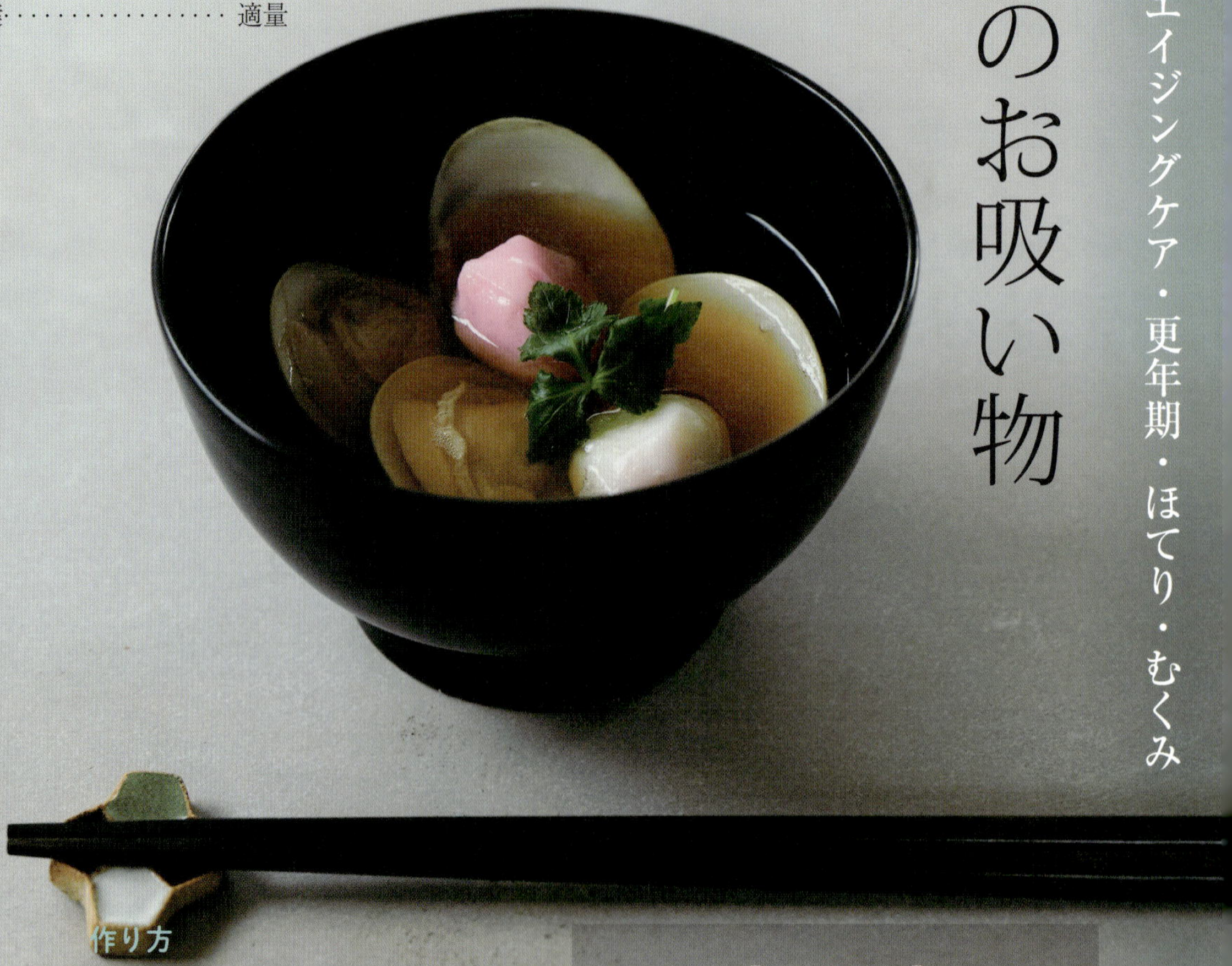

作り方

1 鍋に水を張り、昆布を入れて30分ほど置く。

2 ①の鍋に砂利抜きをしたはまぐりを入れ、火にかける。

3 はまぐりが開いたらあられはんぺんを加え、塩と醤油で味を調える。三ツ葉を飾る。

［薬膳メモ］

はまぐりは体の不要なものを排出し、むくみやめまいを緩和します。さらに、内側から潤す効能も。ストレス等でこもった熱を和らげ、更年期時の症状にも役立つ食材です。余分な水分を取り除く昆布と併せればさらに効果的。

春分 足腰の冷え・雨の日の不調・滞り・むくみ

うどの塩昆布炒め

材料（2人分）

うど	2本
水	400ml
酢	大さじ2
塩昆布	ひとつかみ
ごま油	適量
白ごま	適量
塩	ひとつまみ

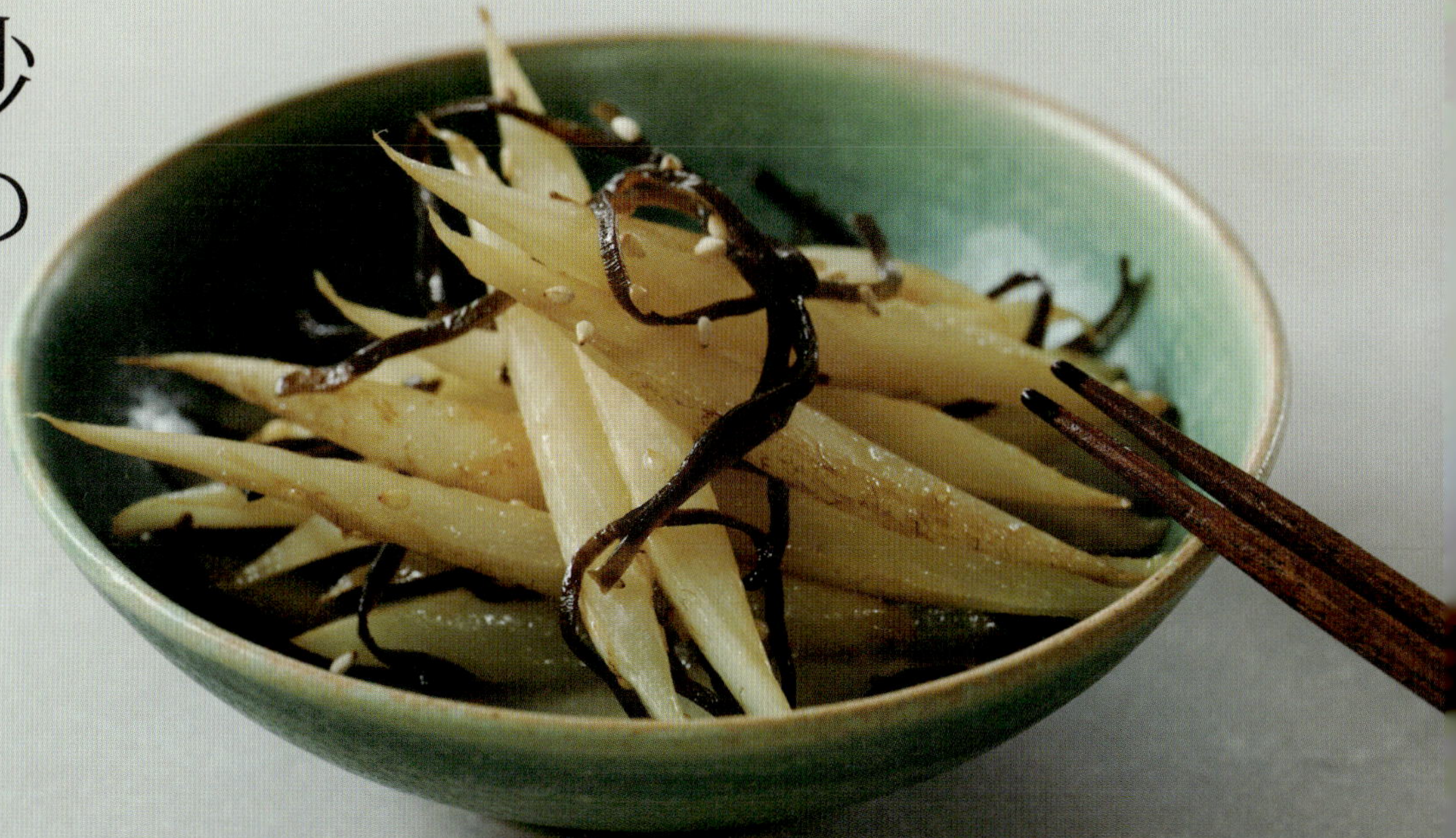

［薬膳メモ］

うどは根茎が「独活」という生薬として知られる効能の高い食材。足腰の冷えや初期の風邪にも効果が期待できます。また、血の巡りもよくするので関節炎にもおすすめ。旬の時期に積極的に摂取しましょう。

作り方

1 うどの硬い部分を取り除き、皮付きのまま斜めの細切りにする。酢水に3分さらして水気を切る。

2 ごま油を熱したフライパンで①を炒める。

3 塩昆布と白ごま、塩を絡めてなじませる。

春分

胃腸の不調・乾燥・疲労・むくみ

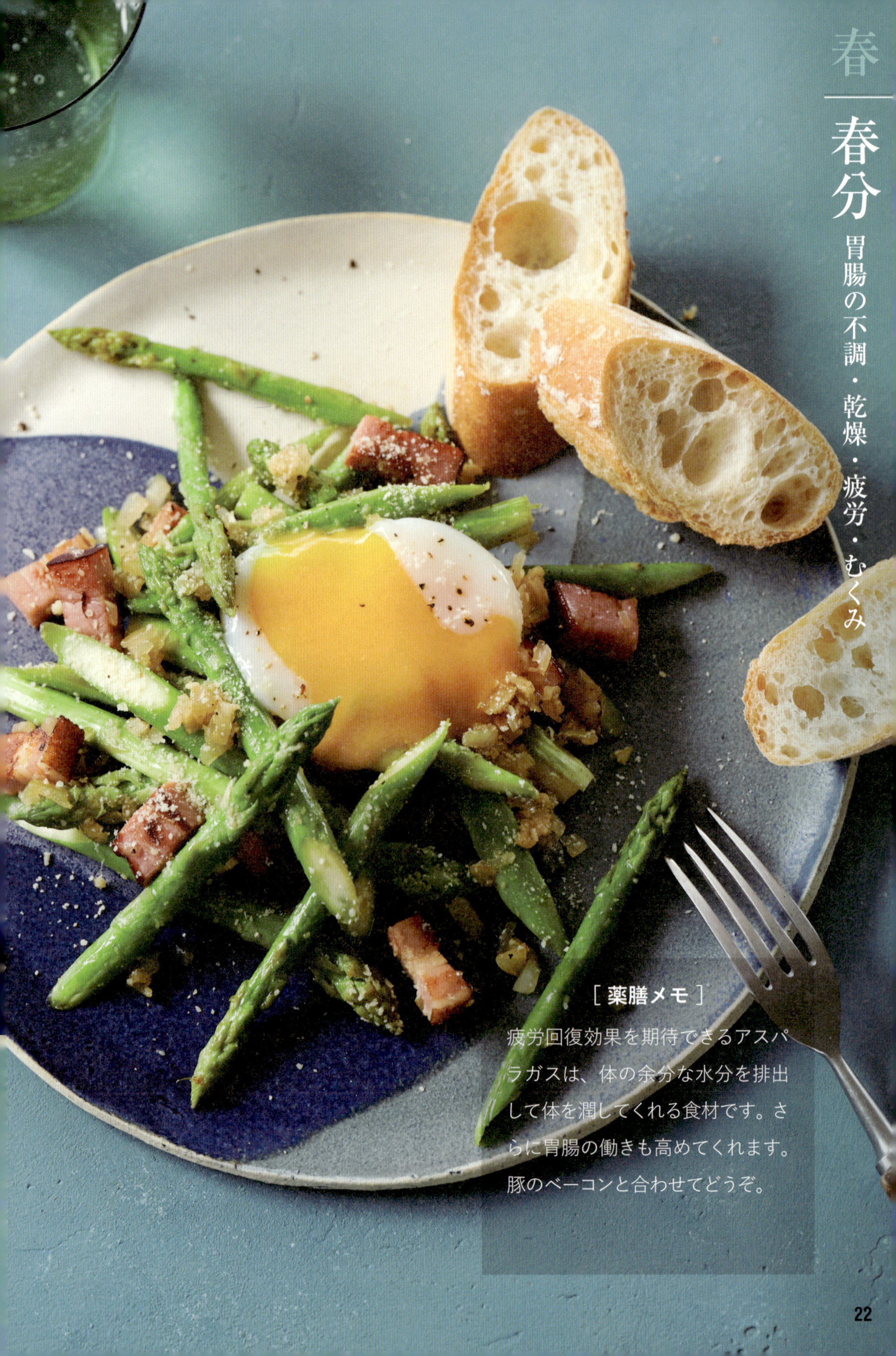

［薬膳メモ］

疲労回復効果を期待できるアスパラガスは、体の余分な水分を排出して体を潤してくれる食材です。さらに胃腸の働きも高めてくれます。豚のベーコンと合わせてどうぞ。

ロースト アスパラガスと 温玉のサラダ

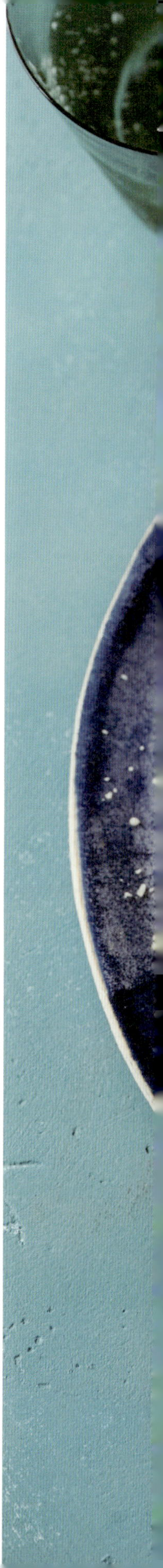

材　料（2～3人分）

アスパラガス……12～15本
厚切りベーコン……50g
玉ねぎ……20～30g
甜菜糖……小さじ2
米酢……大さじ2
温泉玉子……2個
塩……適量
バター……適量
［飾り］
パルメザンチーズ(粉)……適量
こしょう……適量

作り方

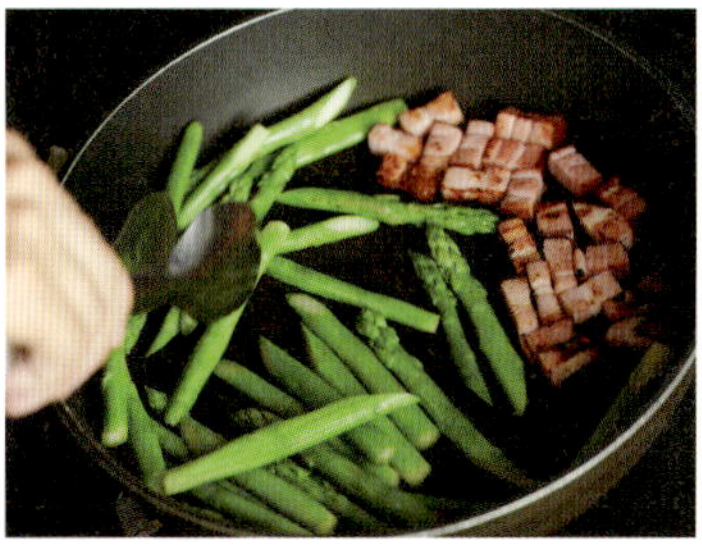

Ⓐベーコンから脂が出るため、油をひかなくても OK

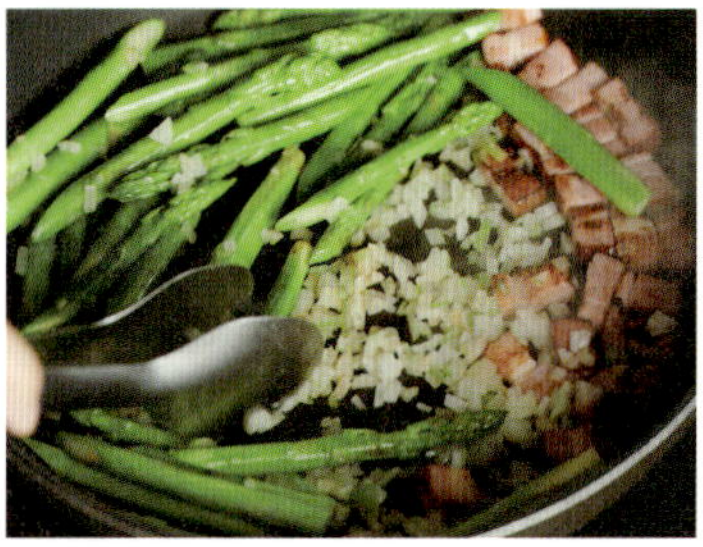

Ⓑ玉ねぎが柔らかくなり透き通ってきたら、ベーコンから出た脂をキッチンペーパーなどで取り除く

1 アスパラガスは洗って根元の皮を剥き、硬い部分を切り取って二等分する。玉ねぎをみじん切りにする。ベーコンを 1cm 幅に切る。

2 油をひかずにベーコンとアスパラガスをフライパンで炒めるⒶ。玉ねぎを加え、さらに炒める。

3 玉ねぎが柔らかくなったらベーコンの脂を取り除くⒷ。甜菜糖と米酢、バターを加え、軽く炒め合わせ、塩で味を調える。

4 皿にアスパラガスを盛り、温泉玉子をのせ、さらにベーコンとソースをのせる。チーズとこしょうを振る。

清明

胃腸の不調・ストレス

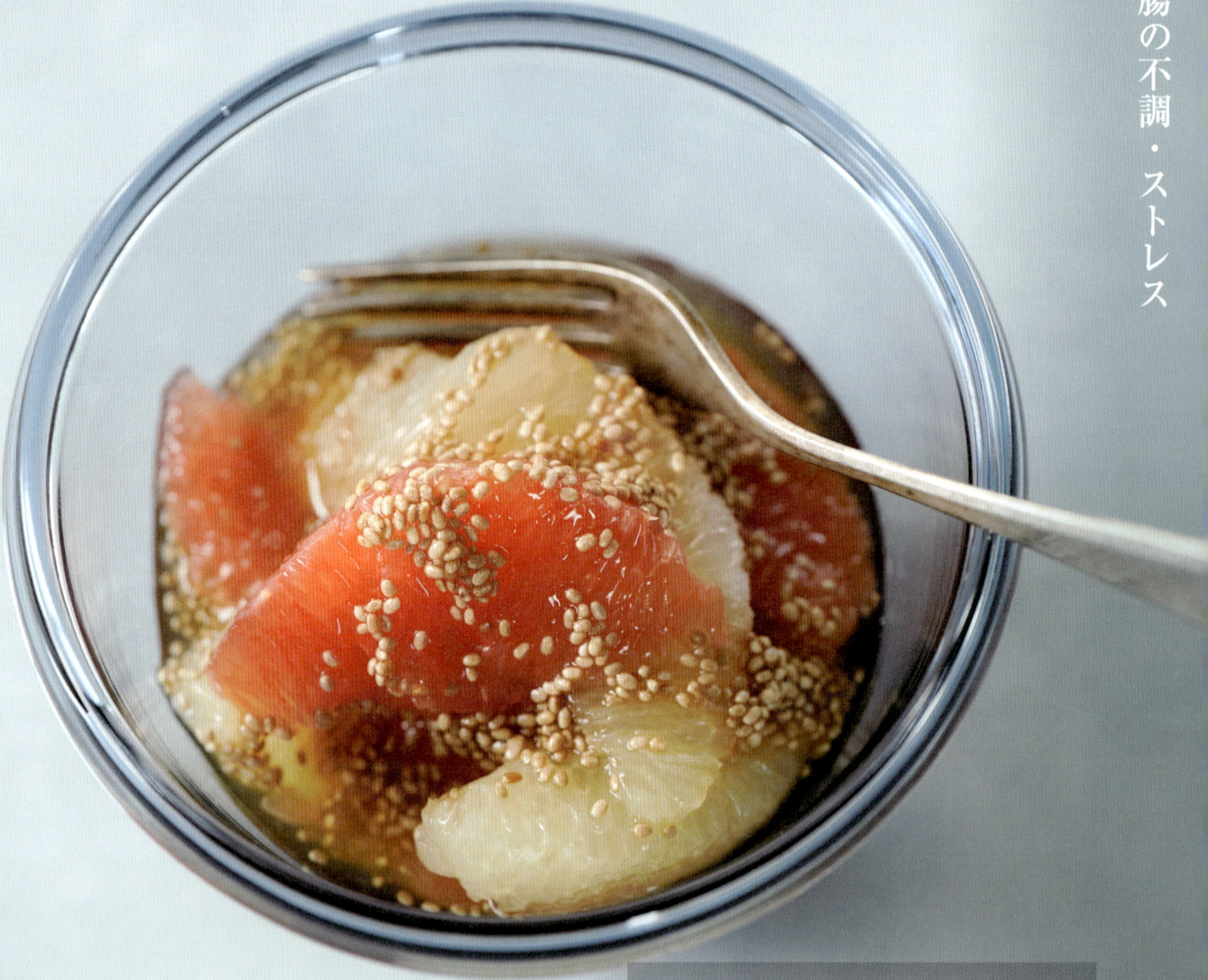

［ 薬膳メモ ］

グレープフルーツの皮は気持ちを安定させるので、ストレスによるイライラやモヤモヤを感じた時にぴったり。実は胃腸の働きを整える作用もあります。

グレープフルーツの紅茶とチアシードのマリネ

材　料（3～4人分）

グレープフルーツ（ピンク）・・・・1個
グレープフルーツ（黄）・・・・・1個
［シロップ］
メープルシロップ・・・・・・・50ml
水・・・・・・・・・・・・・・・・・・・100ml
アールグレイ（ティーバッグ）・・・・1袋
レモン汁・・・・・・・・・・・・1/2個分
チアシード・・・・・・・・・・大さじ1

作り方

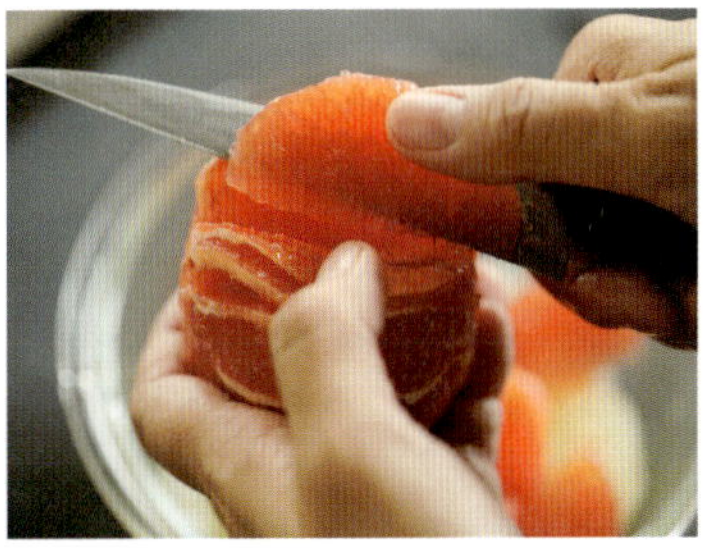
Ⓐ グレープフルーツは皮を剥いたら、ひと房ずつナイフを入れて薄皮を取り除いて果肉を取り出す

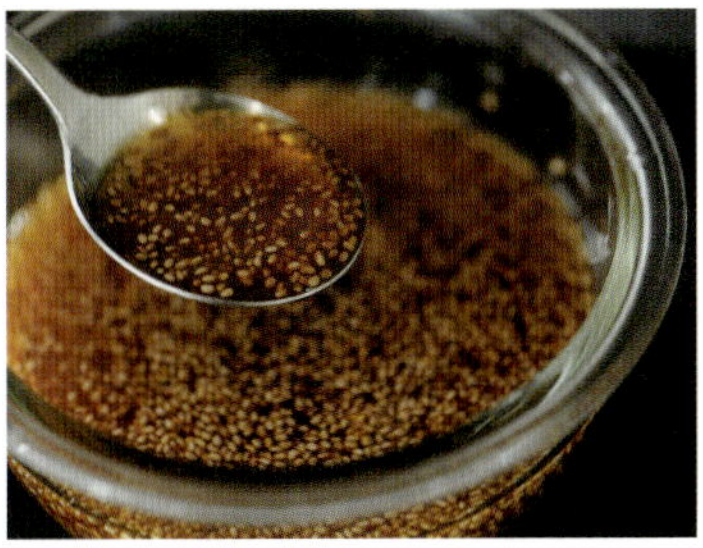
Ⓑ チアシードにしっかりと水分を吸わせる。ひと晩置いてもOK

1 グレープフルーツはそれぞれ皮を剥き、果肉を取り出すⒶ。

2 アールグレイを煮出し、メープルシロップとレモン汁を合わせてチアシードを入れるⒷ。1時間ほど置いたら①を入れたボウルですべて混ぜ合わせる。

3 冷蔵庫で1時間以上冷やし、なじませる。

清明

胃腸の不調・イライラ・更年期・冷え性・むくみ

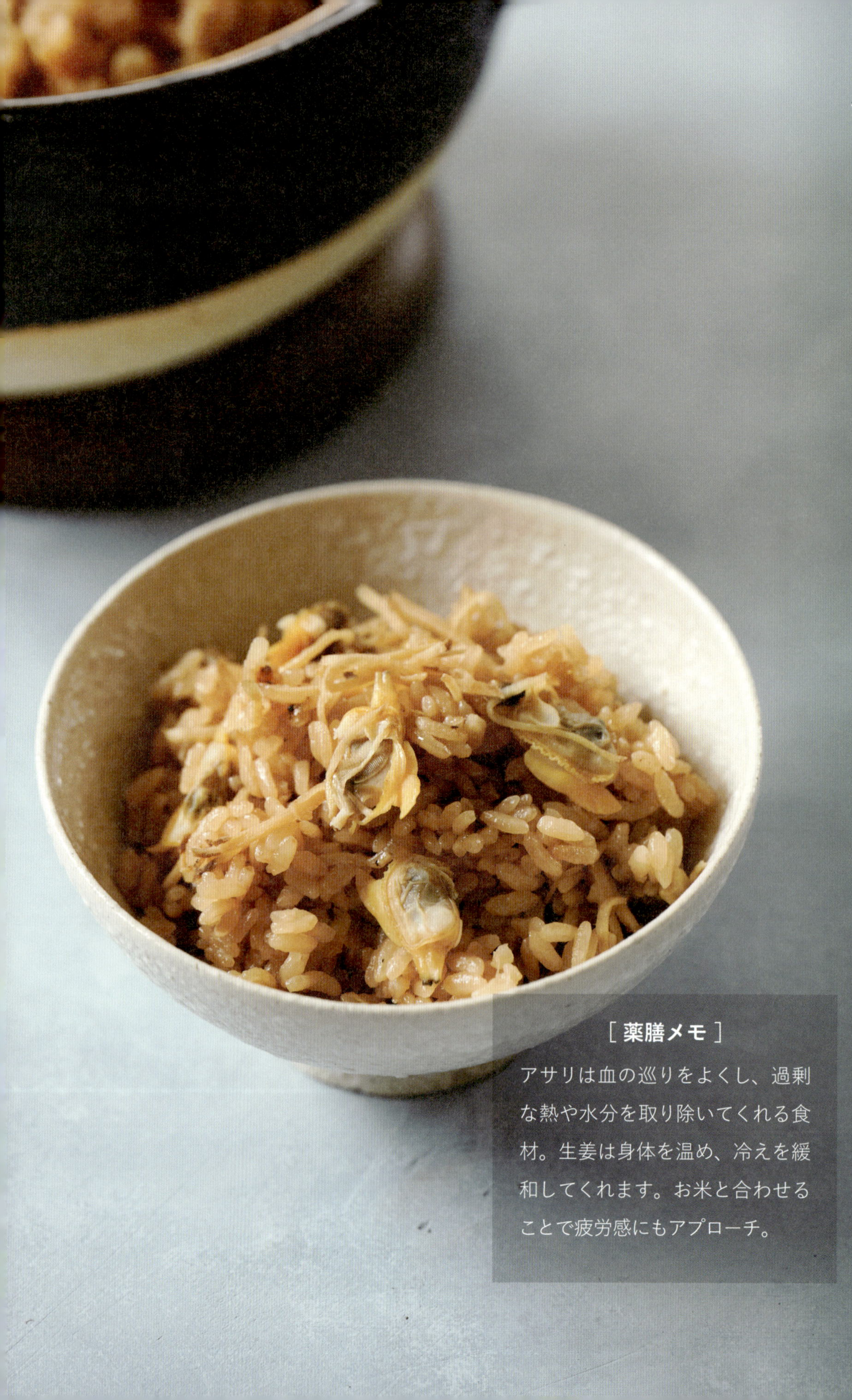

［ 薬膳メモ ］

アサリは血の巡りをよくし、過剰な熱や水分を取り除いてくれる食材。生姜は身体を温め、冷えを緩和してくれます。お米と合わせることで疲労感にもアプローチ。

アサリと生姜の炊き込みご飯

材 料（3～4人分）

アサリ（殻付き）・・・・・・・・・約 300g
酒・・・・・・・・・・・・・・・・大さじ2
米・・・・・・・・・・・・・・・・・・2合
水・・・・・・・・・・・・・・・・・2合分
生姜・・・・・・・・・・・・・・・・・20g
しょうゆ・・・・・・・・・・・大さじ2
本みりん・・・・・・・・・・・大さじ1
塩・・・・・・・・・・小さじ 1/4 ～ 1/2

作り方

1 バットに水2カップ（分量外）を張り、塩大さじ1（分量外）を加え、アサリを入れる。2時間以上暗い場所に置き、砂抜きをする。

2 米をやさしくといで、30 分ほど水（分量外）に浸す。ザルにあげて、水気を切る。

3 アサリの殻をこすり合わせて水洗いし、耐熱ボウルに入れる。酒を加え、ラップをして電子レンジ 600W で5～7分加熱するⒶ。（大きさによって加減する）

4 生姜を千切りにする。

5 アサリの粗熱が取れたら、殻から身を取り出す。アサリの身と煮汁はとっておく。

6 炊飯器に②の米としょうゆ、本みりんと塩、アサリの煮汁を入れ、さらに2合目まで水を入れる。生姜の千切りを加えて混ぜ、炊飯する。

7 炊き上がったらアサリの身を入れて全体的に混ぜ合わせるⒷ。蒸らしたら器に盛りつける。

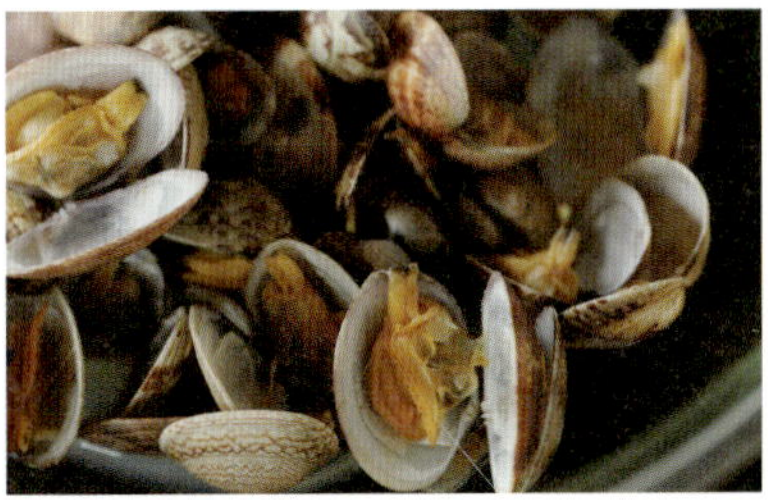
Ⓐアサリの殻がしっかりと開いた状態を確認し、身を取り出す。煮汁を捨てないように注意

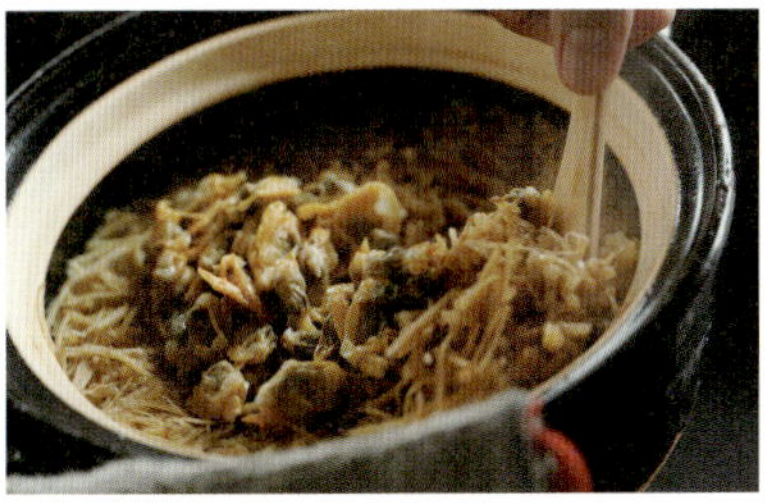
Ⓑ蒸らす前にアサリの身を入れ、まんべんなく混ぜる。蒸らしは 15 分程度

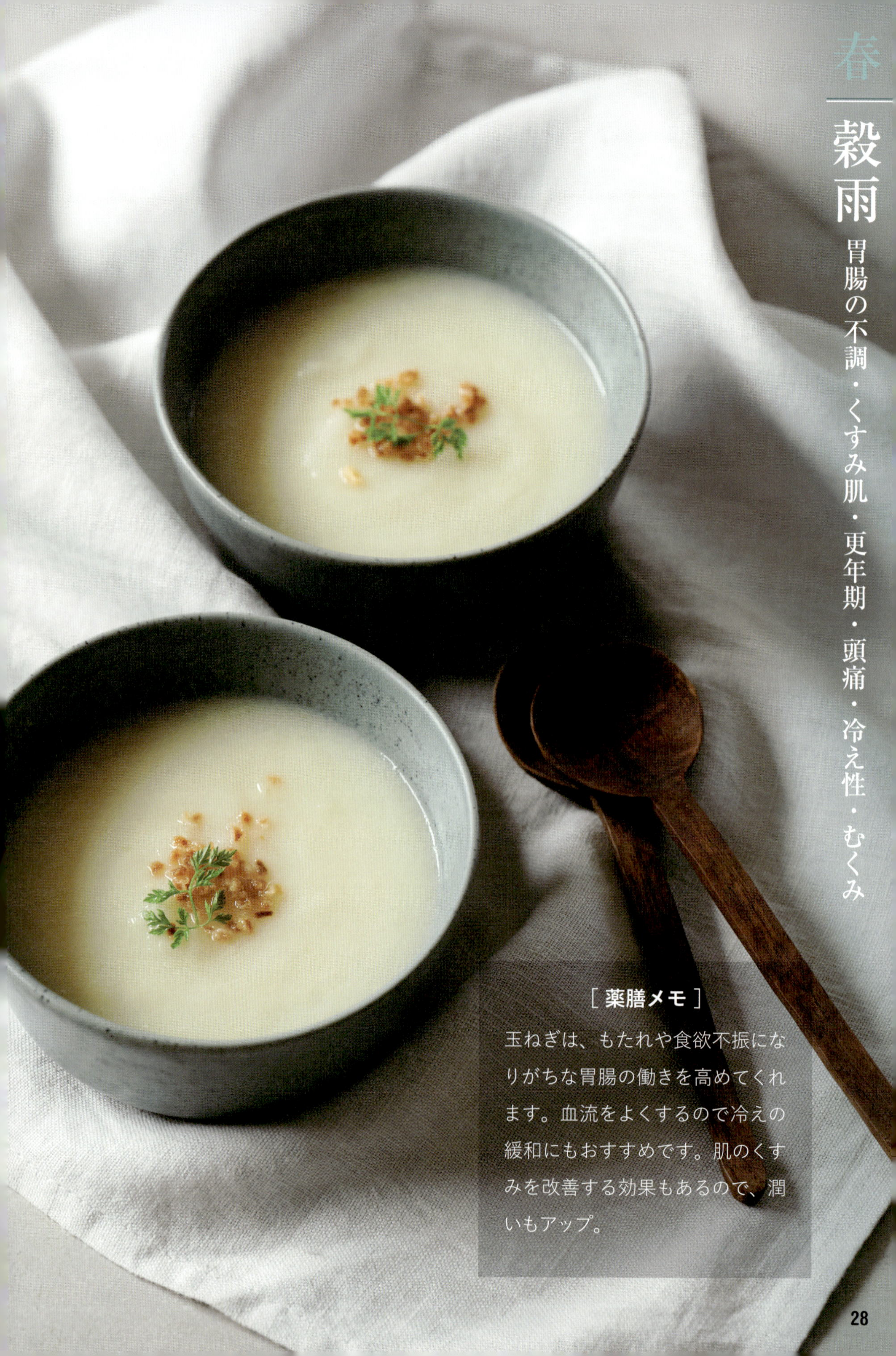

春

穀雨

胃腸の不調・くすみ肌・更年期・頭痛・冷え性・むくみ

[薬膳メモ]

玉ねぎは、もたれや食欲不振になりがちな胃腸の働きを高めてくれます。血流をよくするので冷えの緩和にもおすすめです。肌のくすみを改善する効果もあるので、潤いもアップ。

新玉ねぎの豆乳ポタージュ

材 料（3～4人分）

新玉ねぎ（玉ねぎでも可）…… 400g
バター…………………… 20g
塩 ……………ひとつまみ
水 ………………100ml ～
塩麹 ……………大さじ2
ローリエ………………1枚
無調整豆乳………… 100ml
［ 飾り ］
こしょう・セルフィーユ・
　フライドオニオン……各適量

作り方

1 玉ねぎをスライスする。

2 バターを鍋に入れて軽く炒める。塩を加えて、焦がさないようにしんなりするまで炒めるⒶ。

3 水を入れて塩麹とローリエを加えて20分ほど煮る。

4 火を止めたらローリエを取り除き、ブレンダー（またはミキサー）で撹拌しピューレ状にするⒷ。

5 豆乳を加えて再び火にかけ、沸騰したら完成。
好みでこしょうやセルフィーユ、フライドオニオンを飾る。

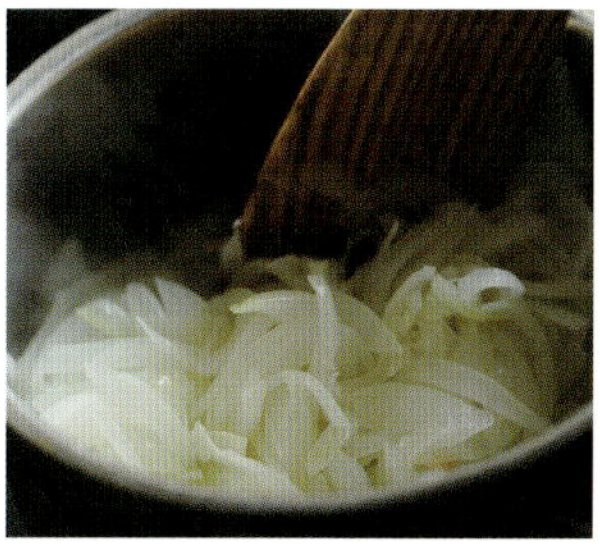

Ⓐ玉ねぎがしんなり透き通ってくるまで炒める。バターが入っていると焦げやすいので注意

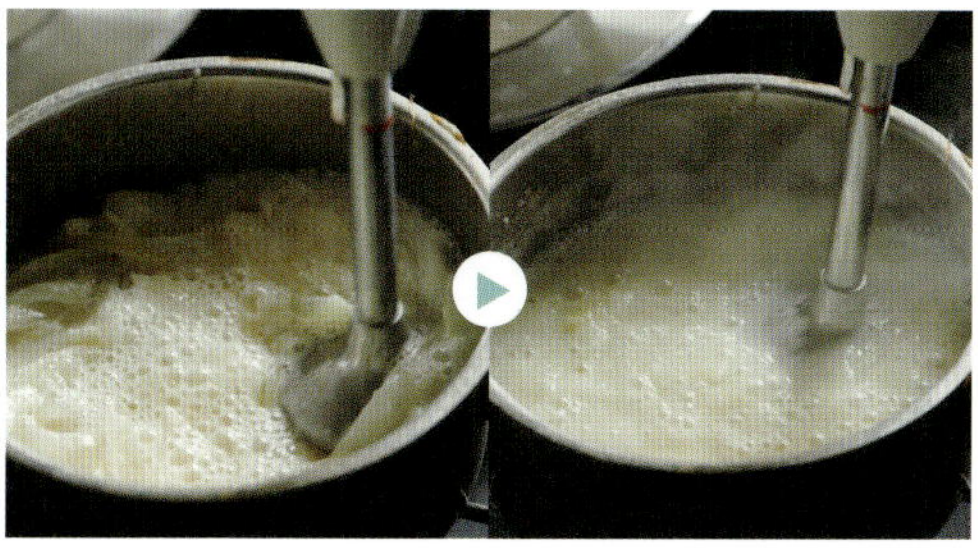

Ⓑブレンダーなどでなめらかになるまで撹拌する

穀雨

痰・滞り

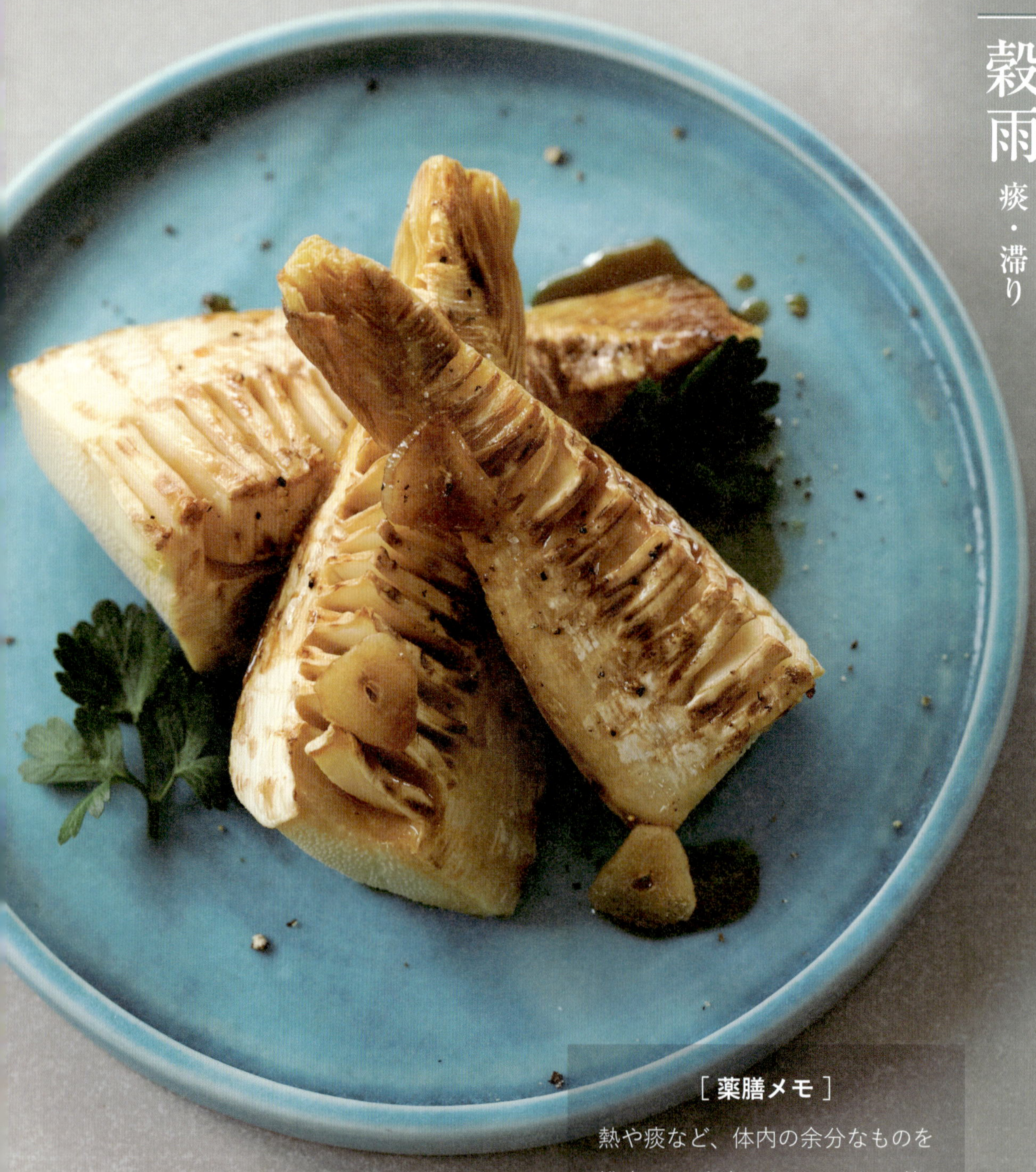

[薬膳メモ]

熱や痰など、体内の余分なものを排出する手助けをしてくれる筍。お通じを促すなど、デトックス要素が高く、食物繊維も豊富なので便秘の悩みも解消に導きます。

筍のガーリックペッパーステーキ

材　料（2～3人分）

筍（水煮または茹で）‥‥ 400g
にんにく‥‥‥‥‥‥‥‥1片
オリーブオイル‥‥大さじ1～
［ 調味料 ］
しょうゆ‥‥‥‥‥‥小さじ1
本みりん‥‥‥‥‥‥小さじ1
米酢‥‥‥‥‥‥‥小さじ1/2
こしょう‥‥‥‥‥‥‥‥適量
塩‥‥‥‥‥‥‥‥‥‥‥適量
［ 飾り ］
イタリアンパセリ（あれば）‥‥適量

作り方

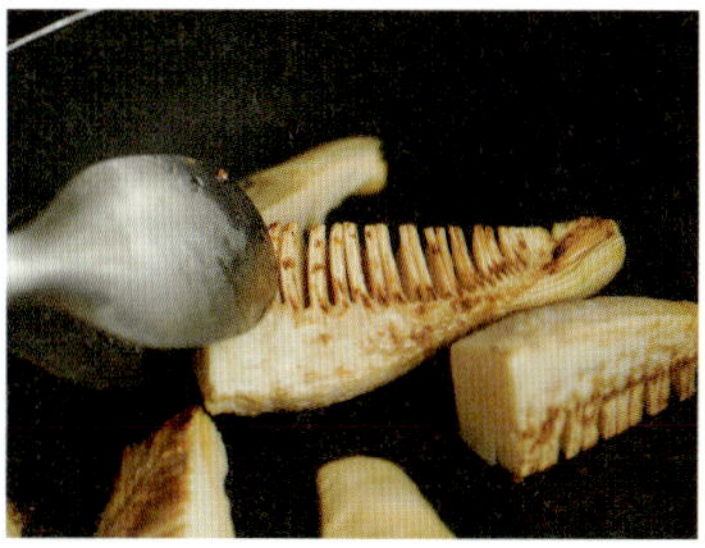

Ⓐ筍の両面に、こんがりと焼き色が付くまでじっくりと焼く

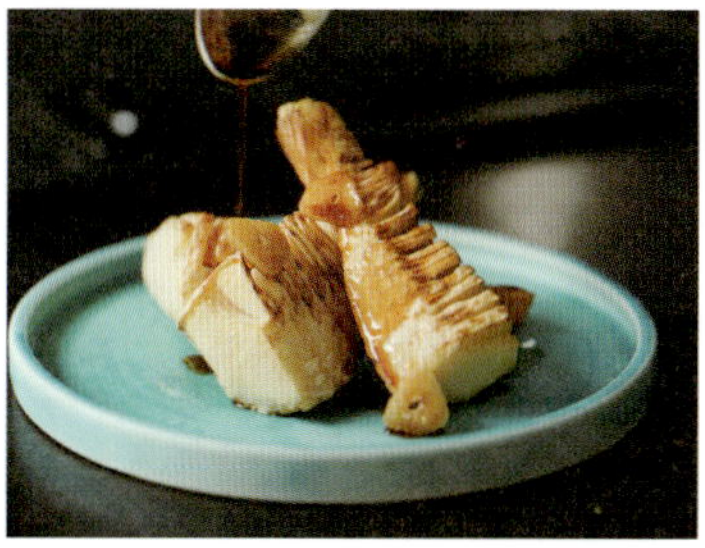

Ⓑフライパンに残ったソースをよく混ぜ、上から回しかける

1 筍が水煮の場合は、サッと湯通しして水気を拭き取っておく。

2 筍は5～6cm厚のくし切りにする。

3 フライパンにオリーブオイルを熱し、筍を焼き色が付くまで焼くⒶ。

4 にんにくを加えて温め、香りが立ちキツネ色になったら、合わせた調味料を加える。
フライパンを大きくゆすりながらひと煮立ちさせる。

5 筍を器に盛り、④のソースとにんにくをたっぷりとかけるⒷ。
こしょう（分量外）を振りかける。
お好みでイタリアンパセリを飾る。

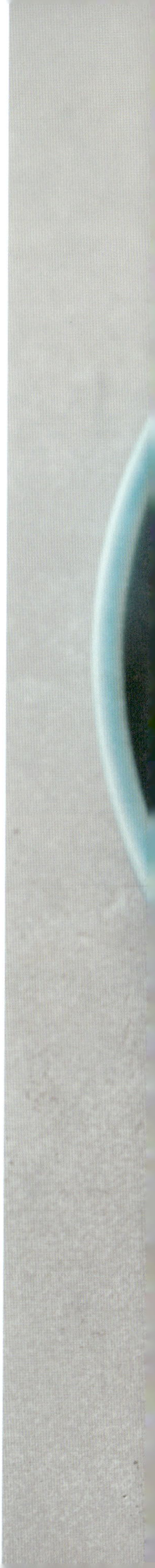

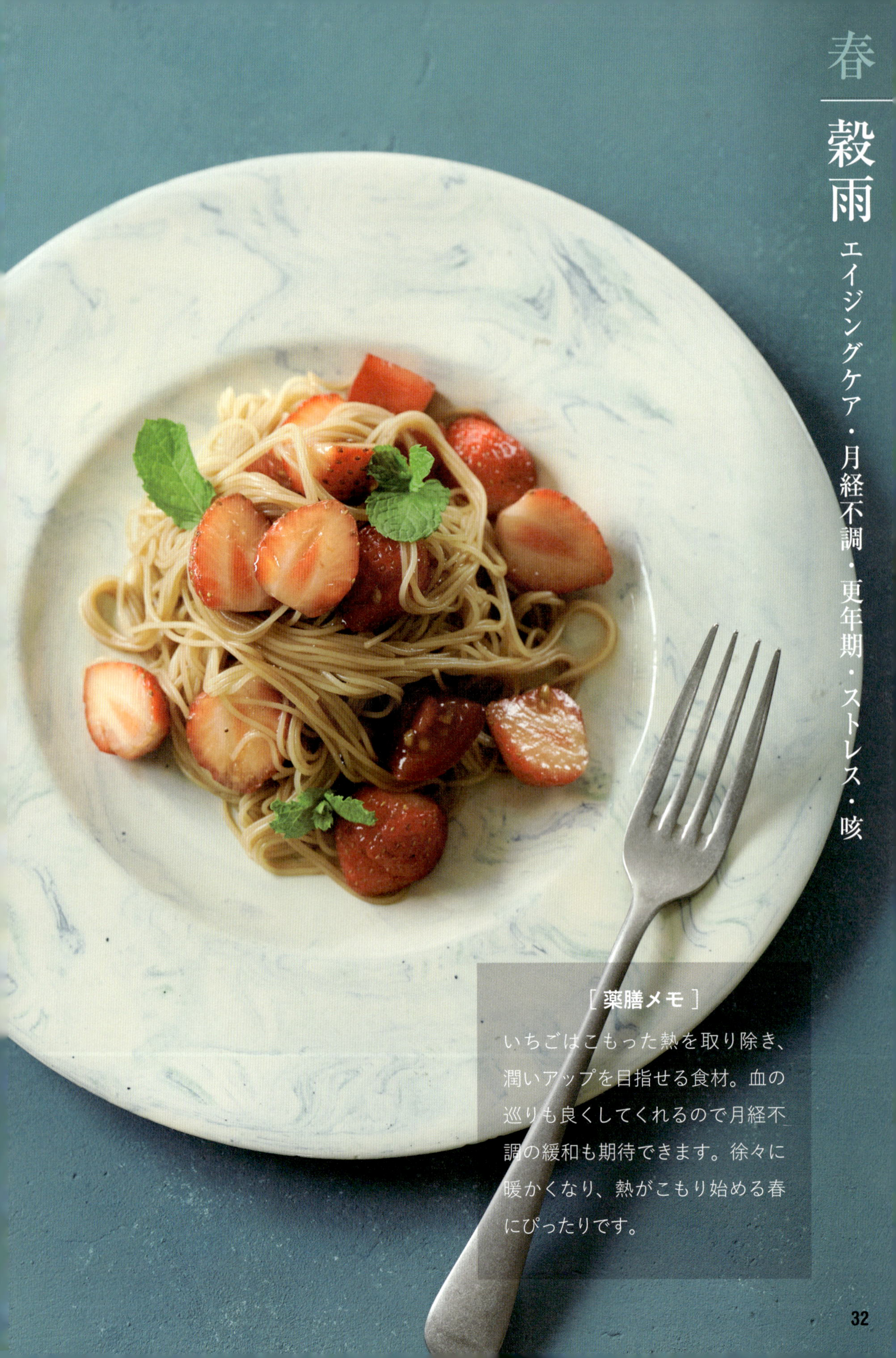

春

穀雨

エイジングケア・月経不調・更年期・ストレス・咳

[薬膳メモ]

いちごはこもった熱を取り除き、潤いアップを目指せる食材。血の巡りも良くしてくれるので月経不調の緩和も期待できます。徐々に暖かくなり、熱がこもり始める春にぴったりです。

いちごパスタ

材　料（１人分）

カッペリーニ…………… 50g
塩（茹でる用）…………… 適量
［ パスタソース ］
いちご………………… 10 粒
トマト………………… 中１個
にんにく（みじん切り）‥ 小さじ 1/2
オリーブオイル ……大さじ３
バルサミコ酢………大さじ３
塩 …………………… 適量
レモン汁……………小さじ２
［ 飾り ］
ミント………………… 適量

作り方

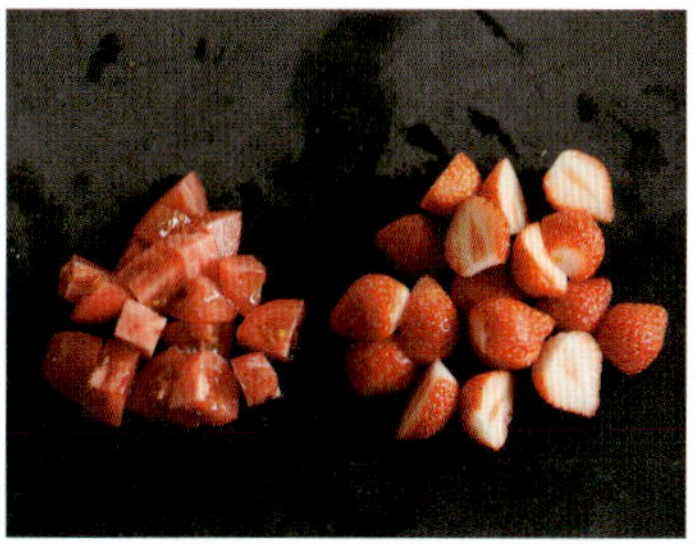

Ⓐ小さいいちごなら半分、トマトはいちごのサイズと合うようにカットする

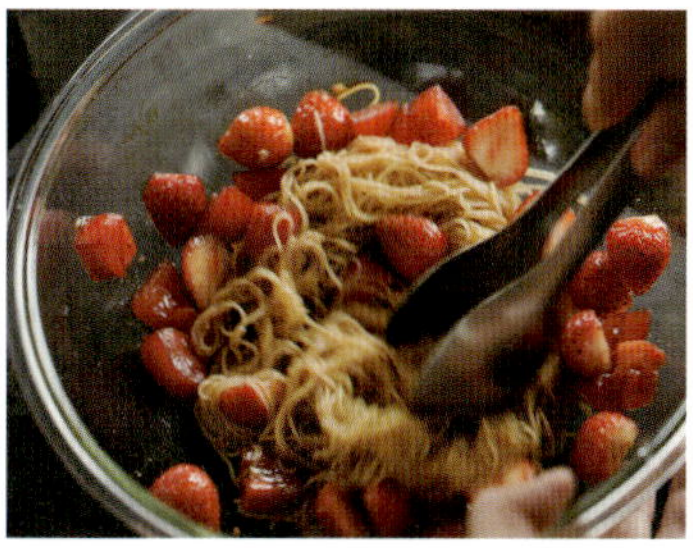

Ⓑ茹でたカッペリーニはしっかり水気を切り、いちごとトマトを絡めたパスタソースと和える

1　いちごとトマトを切るⒶ。
パスタソースの材料と合わせておく。

2　カッペリーニを２分茹で、氷水で締める。
水を切って①と絡めるⒷ。

3　ミントを飾る。

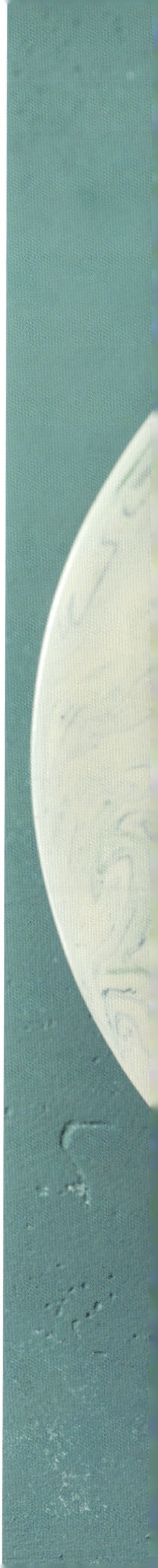

column
~ spring ~

春

お腹の冷え・冷え性

ちりめん実山椒

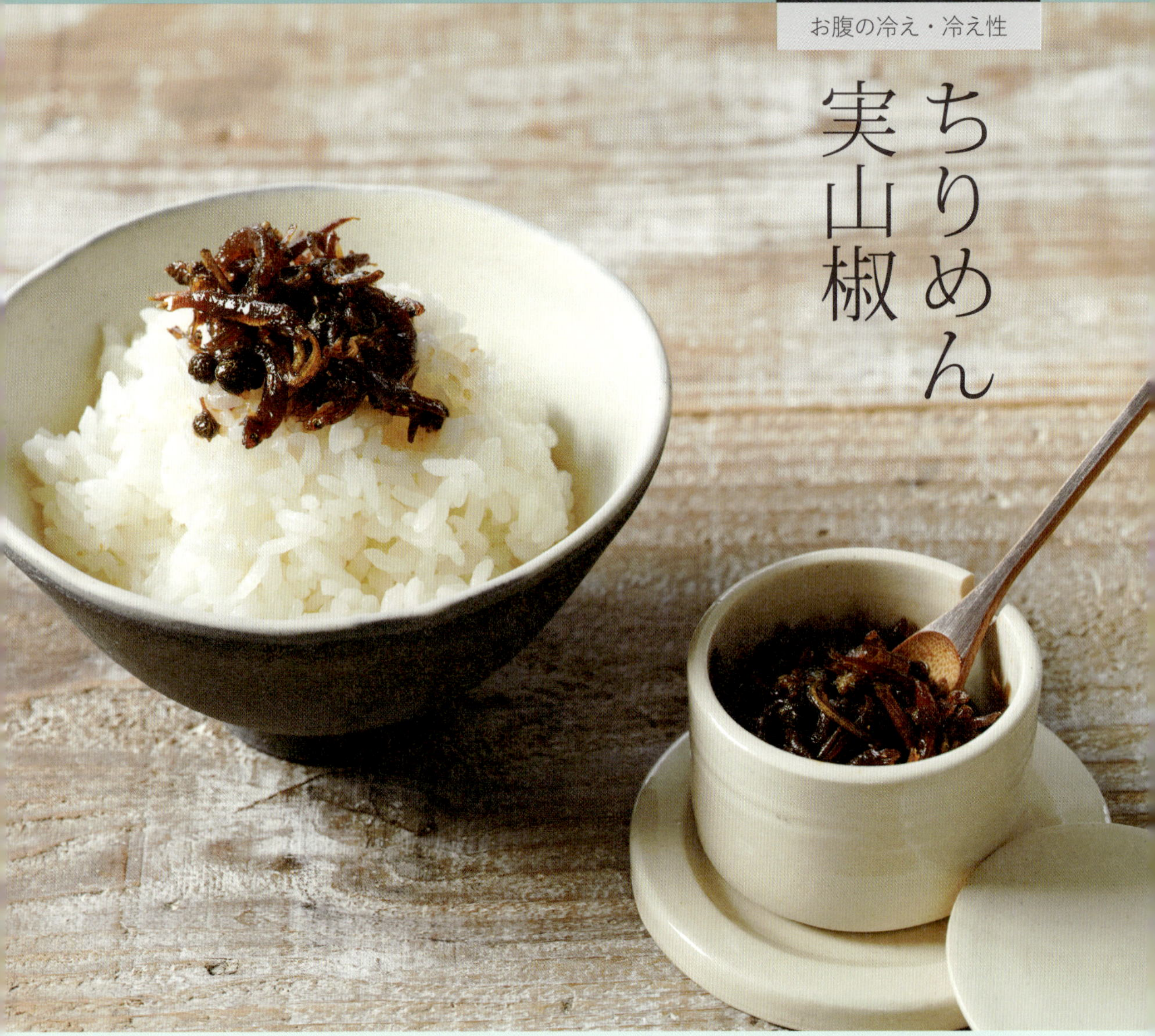

作り方

1 実山椒の太い枝を取って10分ほど茹で、水気を切って1時間以上水にさらす。
気になる小枝を取り除き、水気をしっかりと取る。
(辛みを軽減したい場合は茹で時間を長めに。
下処理をした実山椒は冷凍保存可)

2 ちりめんじゃこをフライパンで空炒りし、調味料を加える。味を染み込ませて煮詰めたら、水とはちみつを加える

3 実山椒を加え、汁気がなくなるまで煮詰めて完成(冷蔵庫で約1ヶ月保存可)。

材　料(作りやすい量)

ちりめんじゃこ ………………… 100g
下処理した実山椒
………… 大さじ3～(好みで調整)
水 ……………………………… 100ml
はちみつ………………………大さじ2～
[調味料]
料理酒 ………………………… 100ml
本みりん……………………… 100ml
しょうゆ……………………… 100ml

夏
summer

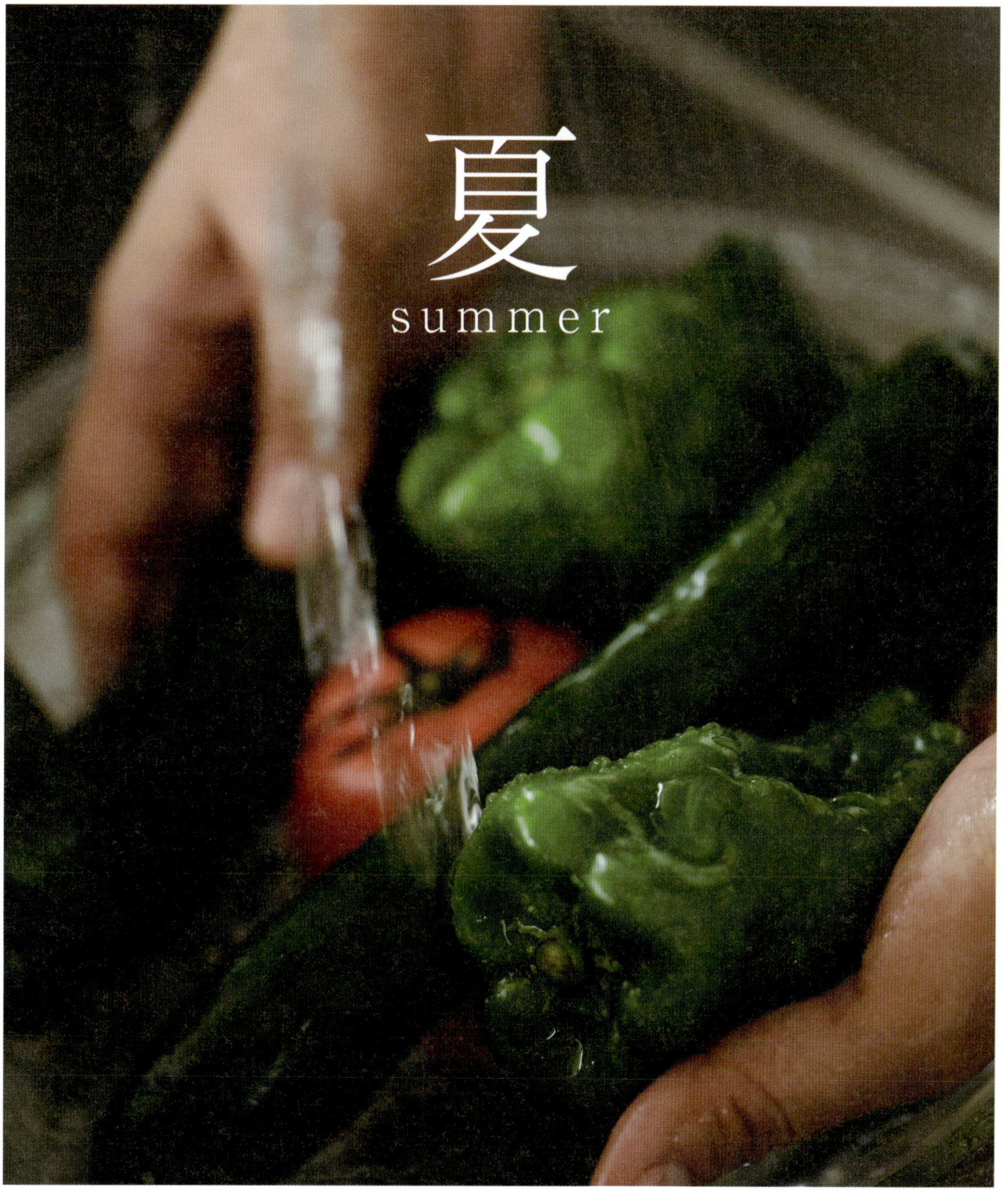

立《りっ》夏《か》（5月6日頃〜）

小《しょう》満《まん》（5月21日頃〜）

芒《ほう》種《しゅ》（6月6日頃〜）

夏《げ》至《し》（6月21日頃〜）

小《しょう》暑《しょ》（7月7日頃〜）

大《たい》暑《しょ》（7月23日頃〜）

夏に取り入れたい食材

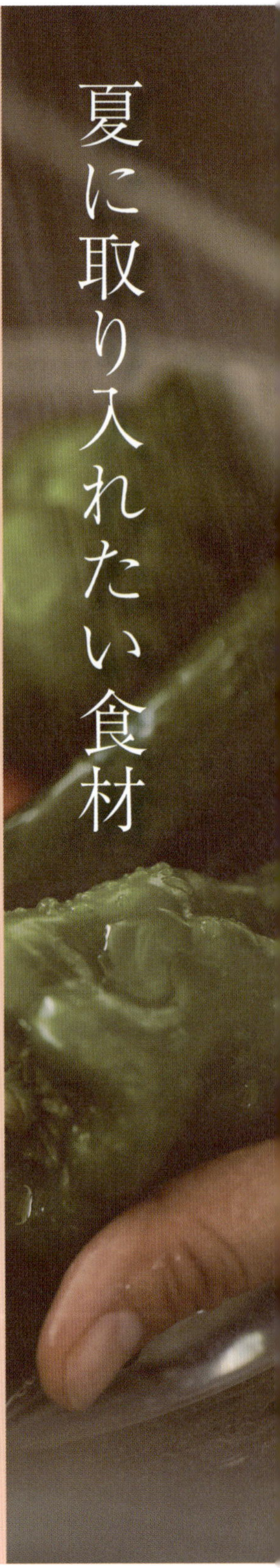

植物がもっとも育つ季節です。私たちも新陳代謝が活発になりますが、高い気温と湿度により、食欲不振や胃腸の不調に陥りやすいです。余分な水分を排出し、身体を冷やさない食材を選びましょう。

いわし

脾の効果が高まるので、疲労回復に効果的。また血の巡りを活発にするので、肩こりや肌のくすみにも有効です。

エビ

身体を温めて冷えを改善します。アンチエイジングや手足の冷えが気になる、巡りが悪い人におすすめ。

ホタテ

渇きを潤し、各臓器の機能を調整します。乾燥が引き起こす症状の改善に適した食材です。

ズッキーニ

余分な熱を鎮める夏バテの味方です。むくみや渇きに効果的ですが、身体を冷やすので食べ過ぎに注意。

ごぼう

熱を取り毒素を取り除く食材です。風邪のひきはじめや吹き出物、お通じの改善に効果的。

さくらんぼ

血行を促し、余分な水分を取り除きます。身体を温め、皮膚のかゆみや湿疹にもおすすめです。

セロリ

肝にこもった熱を鎮めるので、イライラや怒りを抑えます。むくみやだるさの改善にも作用します。

緑豆

熱による炎症を鎮めるので、イライラや腫れ物を抑えます。利尿作用もあるのでむくみにも効果的。

あずき

高い利尿作用があるので、むくみやだるさに最適。解毒作用もあり、ニキビや吹き出物も改善します。

タコ

疲れが取れないときに摂取したい食材です。身体を冷やすので、ショウガなどと組み合わせましょう。

ピーマン

ストレス性の症状に効果的。血行不良の改善、胃の働きも整えてくれるので、食欲不振にも適しています。

とうもろこし

不足した気を補うので、夏バテの回復におすすめ。利尿作用も高いのでむくみの改善にも役立ちます。

うなぎ

スタミナ食材の代表格。気と血の両方を補うので、スタミナ不足の解消に持ってこいの食材です。

枝豆

気と血を補うので、消化不良や疲れ、むくみに効果的。さまざまな料理に取り入れたい食材です。

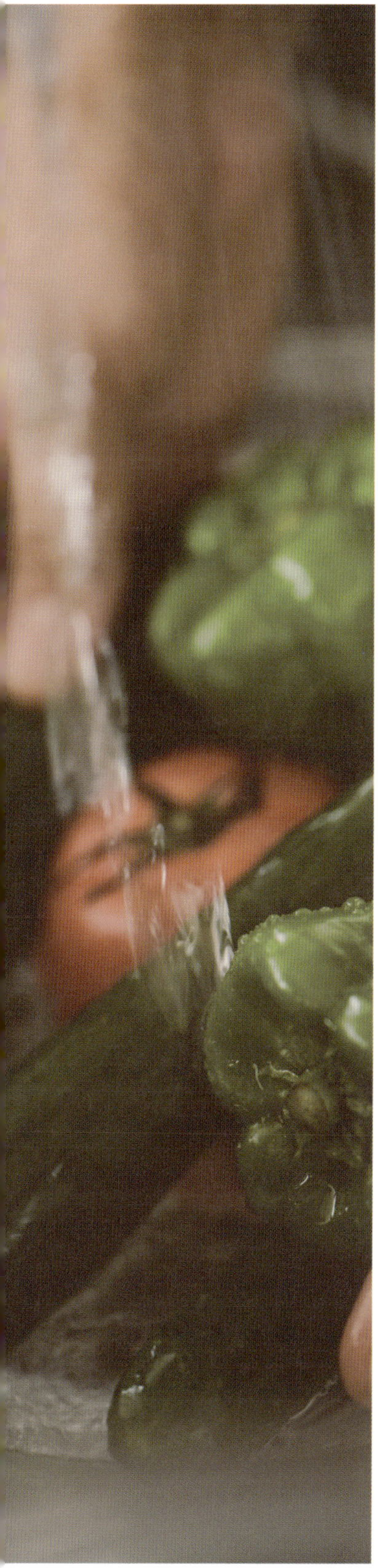

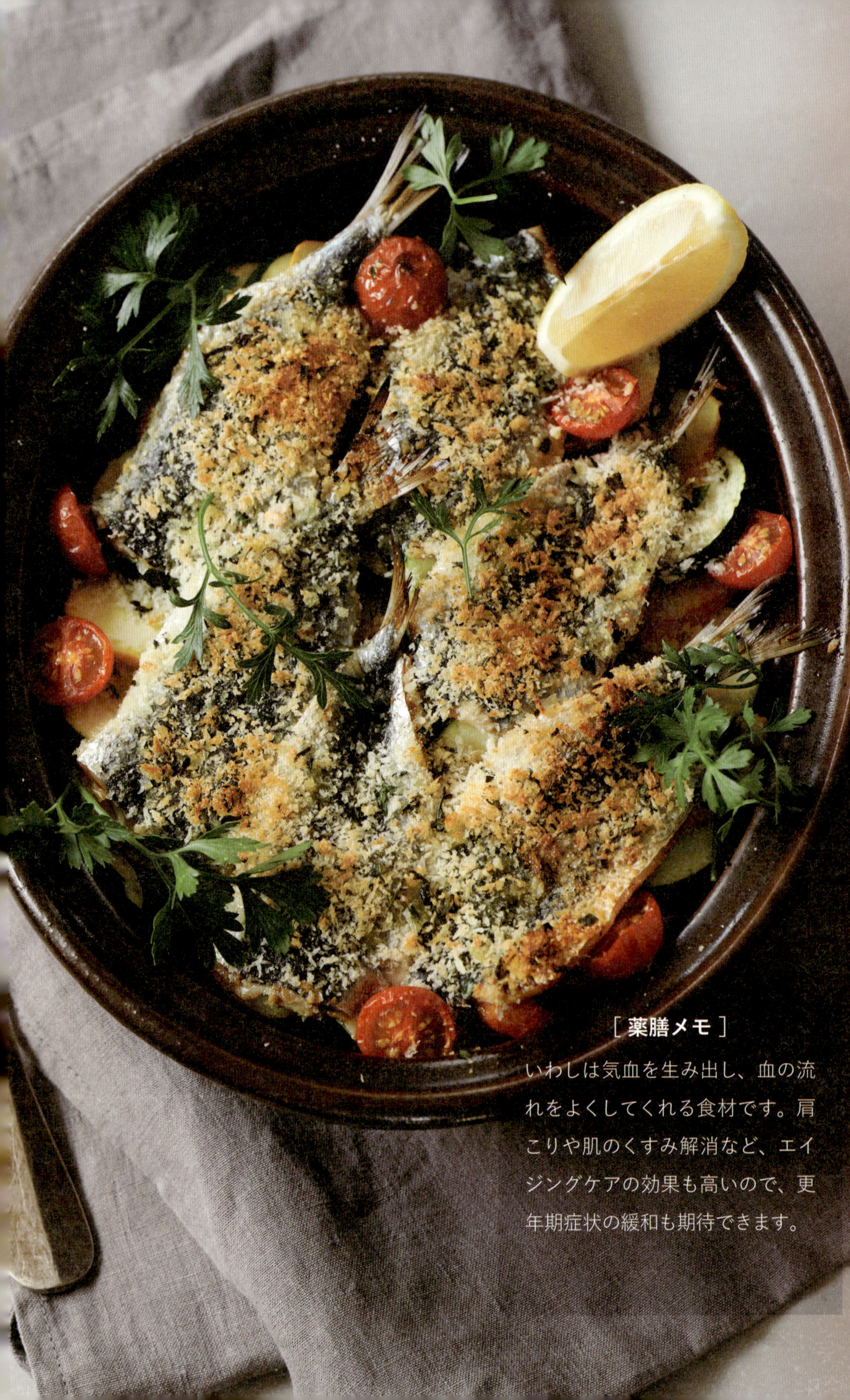

夏

立夏

エイジングケア・更年期・咳・疲労・便秘・夏バテ・むくみ

［ 薬膳メモ ］

いわしは気血を生み出し、血の流れをよくしてくれる食材です。肩こりや肌のくすみ解消など、エイジングケアの効果も高いので、更年期症状の緩和も期待できます。

いわしの
ハーブたっぷりの
香草焼き

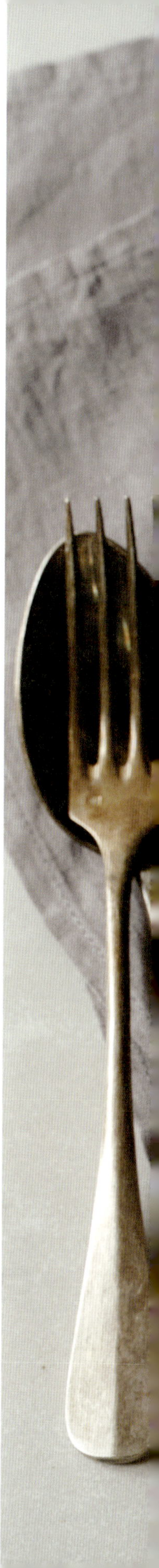

材　料（2〜3人分）

いわし……………5〜6尾
にんにく（みじん切り）…小さじ1
塩………………小さじ1弱
ズッキーニ（緑）…………1本
ズッキーニ（黄）…………1本
ミニトマト……………6個
パン粉…………1/2カップ
塩、こしょう………… 適量
オリーブオイル……大さじ2
パルメザンチーズ（粉）‥ 大さじ3
［ ハーブ ］
バジル、タイム、パセリ、ローズマリー（みじん切り）…各小さじ1
［ 飾り ］
イタリアンパセリ、ディル、レモン
……………………… 適量

作り方

1　パン粉とハーブを混ぜておく。

2　いわしの頭を落として内臓を取り除いて開き、骨を抜く。開いたいわしに塩とにんにくとオリーブオイルをなじませるⒶ。

3　ズッキーニを1cm幅の輪切りにする。ミニトマトは半分に切り、それぞれに軽く塩、こしょうを振っておく。

4　ズッキーニを耐熱皿に並べ、その上にいわしの背を上にして並べる。さらにミニトマトを並べる。①とパルメザンチーズをかけるⒷ。

5　オリーブオイル（分量外）を回しかけ、230℃に熱したオーブンで15分ほど加熱する。

6　盛り付けたら飾りのハーブとレモンを添える。

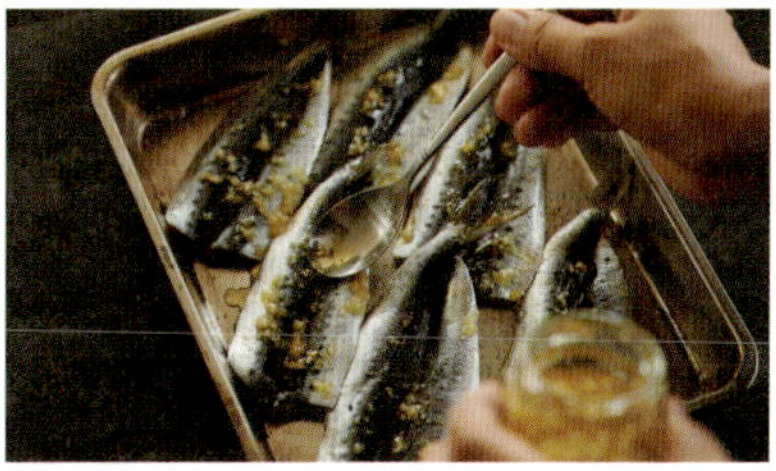

Ⓐいわしに塩を振り、にんにくとオリーブオイルをまんべんなく回しかける

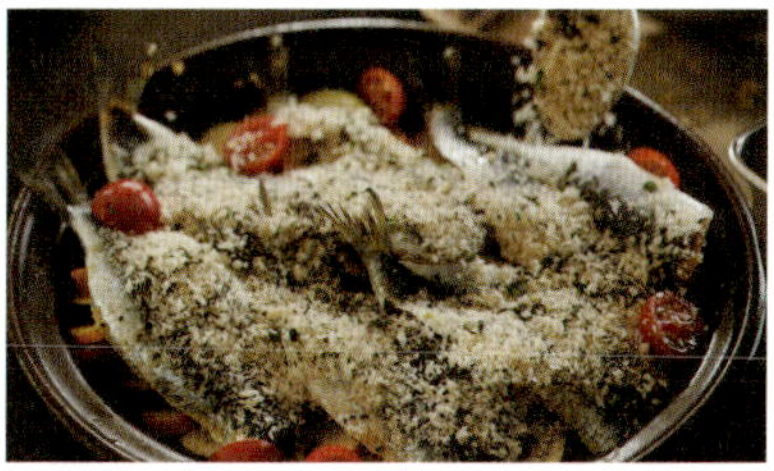

Ⓑ黄色と緑のズッキーニを耐熱皿に敷き詰め、いわし、ミニトマト、ハーブ入りのパン粉の順に重ねる

立夏

エイジングケア・更年期・ストレス・冷え性・むくみ

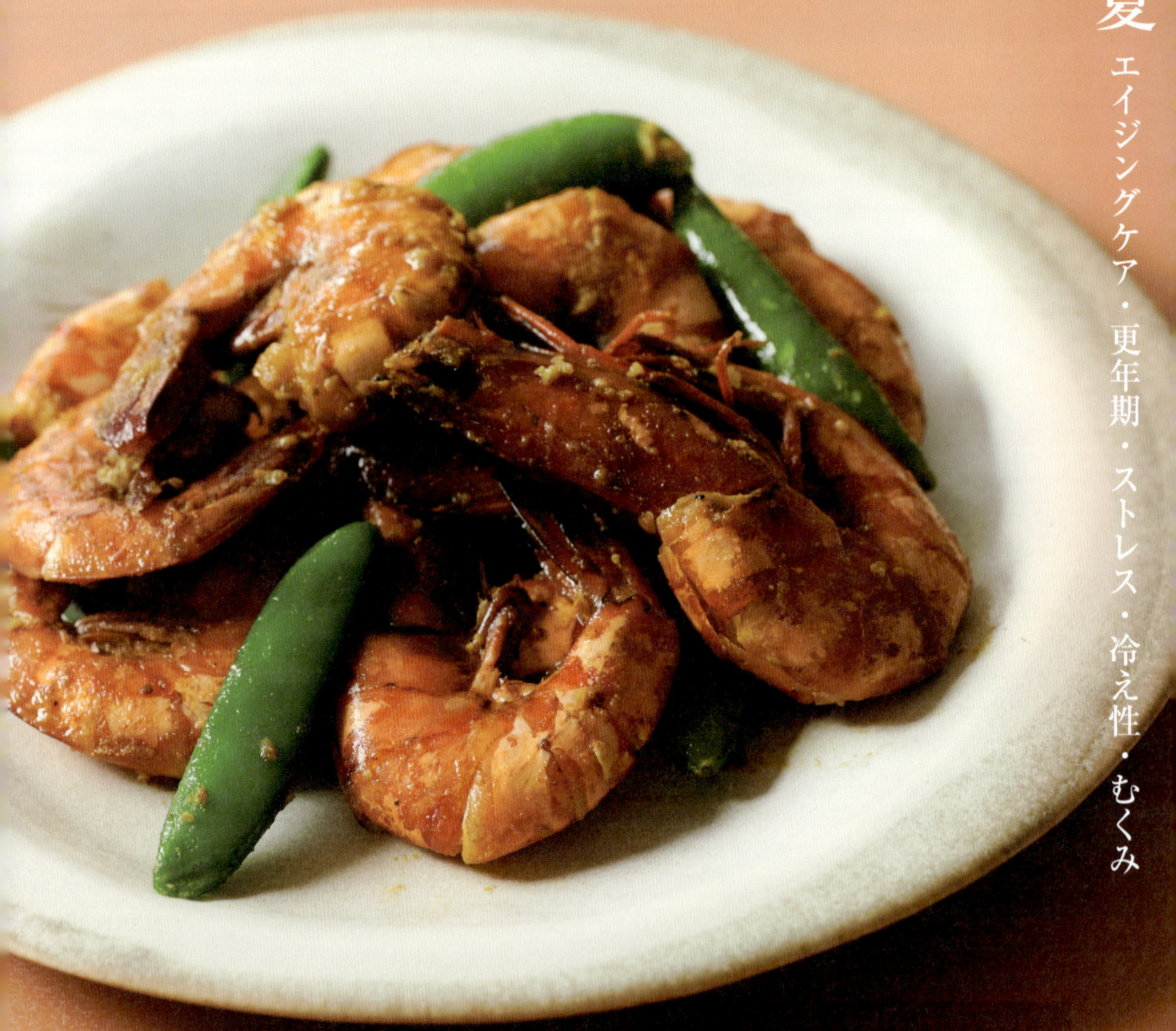

［ 薬膳メモ ］

エビは身体を温め、疲れやだるさ、エイジングケアにもぴったり。にんにくやカレー粉と合わせることで、巡りと血行を促します。手足の冷えやストレス緩和にもってこいの一皿です。

スナップエンドウとガーリックシュリンプ
カレー風味

材　料（3～4人分）

エビ（殻つき）…………16尾
にんにく………………2片
スナップエンドウ ……10本
［ 調味料 ］
塩麹 ……………小さじ1
白ワイン…………大さじ1
オリーブオイル ……大さじ2
カレー粉…………小さじ1
クミンパウダー …… 小さじ1/4
こしょう……………… 適量

作り方

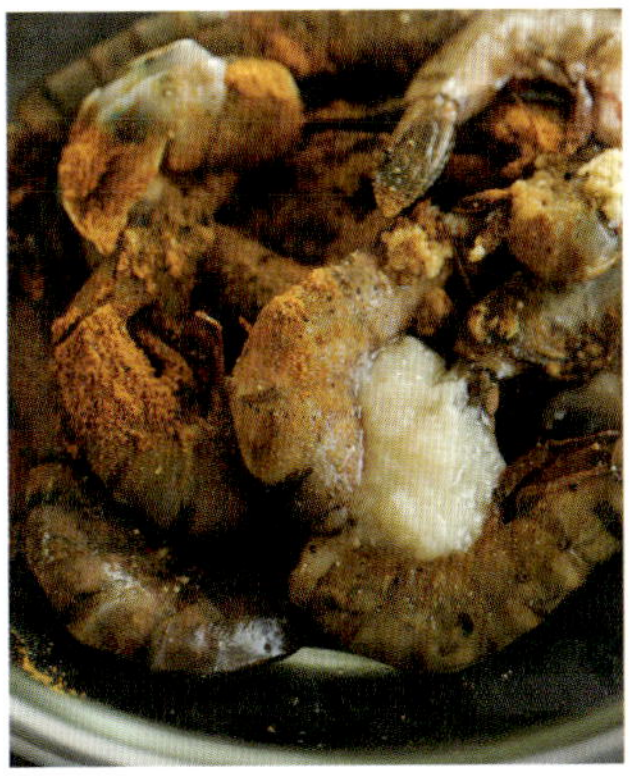

Ⓐ背わたを取り除くときは、背側に包丁で浅く切り込みを入れる。エビにまんべんなくいきわたるように、調味料はしっかりと混ぜ合わせる

1　にんにくをみじん切りにする。エビの背わたを取り除く。塩水でサッと洗い、水気を拭う。スナップエンドウはすじを取り除いておく。

2　ボウルにすべての調味料を入れるⒶ。①のエビと混ぜ合わせ、冷蔵庫で1時間以上マリネする。

3　フライパンに、②をマリネ液ごと入れて中火にかける。焦げないように中まで火を通したら、スナップエンドウを加える。スナップエンドウに火を通す。

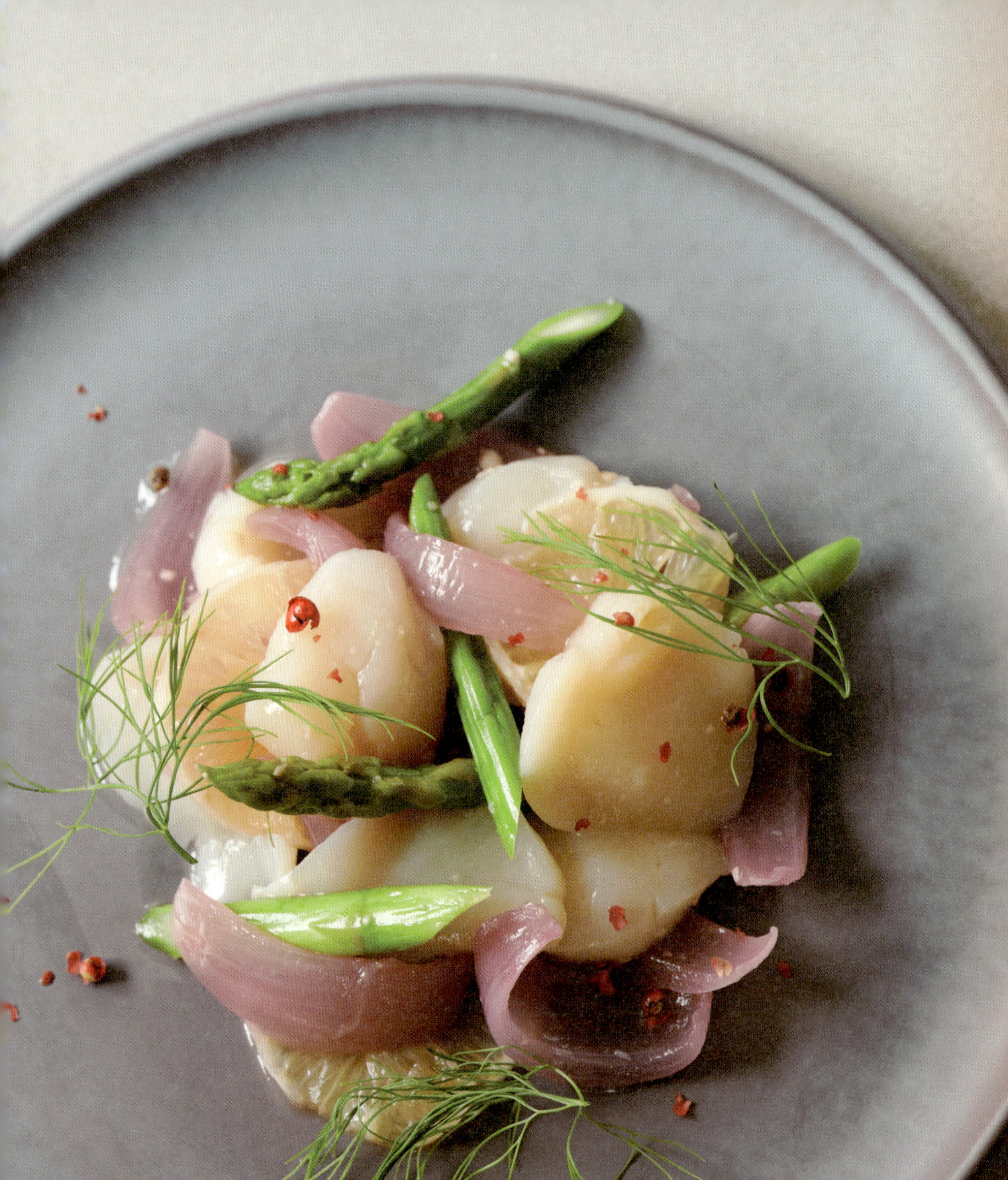

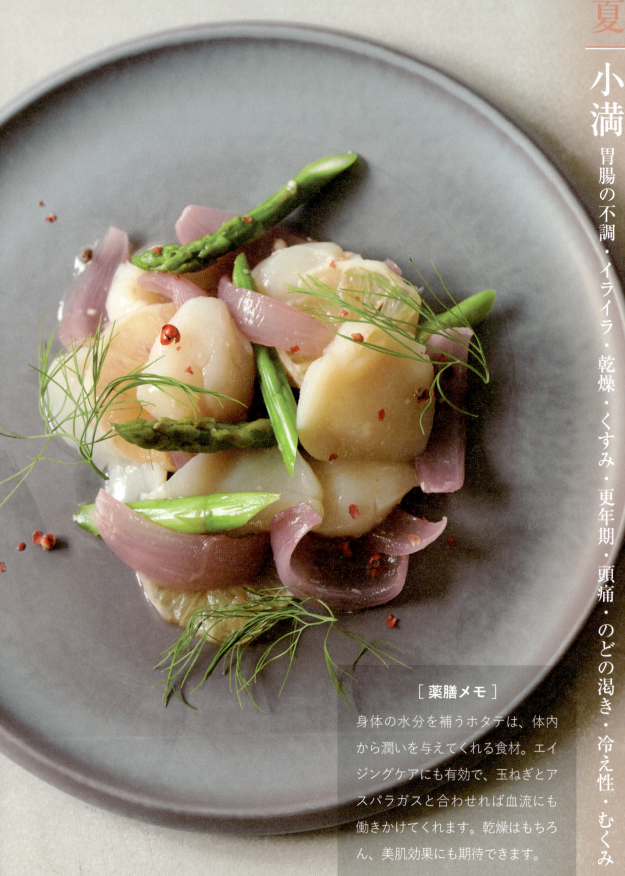

夏

小満

胃腸の不調・イライラ・乾燥・くすみ・更年期・頭痛・のどの渇き・冷え性・むくみ

［ 薬膳メモ ］

身体の水分を補うホタテは、体内から潤いを与えてくれる食材。エイジングケアにも有効で、玉ねぎとアスパラガスと合わせれば血流にも働きかけてくれます。乾燥はもちろん、美肌効果にも期待できます。

ホタテと蒸し玉ねぎレモンのマリネ

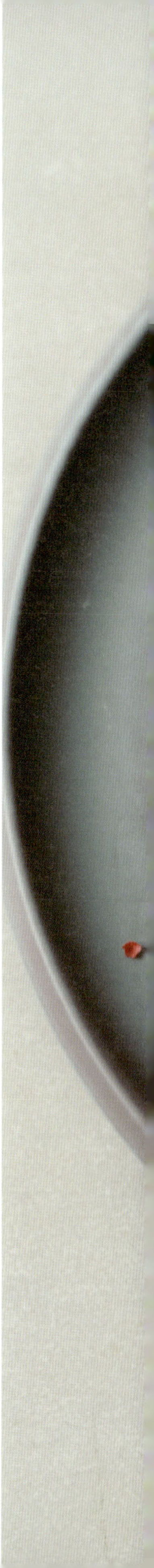

材 料（2人分）

赤玉ねぎ・・・・・・・・・・・・・・・1個
ホタテ貝柱・・・・・・・・・・・・6個〜
アスパラガス・・・・・・・・3〜4本
無農薬レモン・・・・・・・・・・1/4個
塩・・・・・・・・・・・・・・・・・・・・少々
［調味料］
オリーブオイル・・・・・・大さじ1
りんご酢・・・・・・・・・・大さじ1/2
塩麹・・・・・・・・・・・・・・・大さじ1
はちみつ（または砂糖小さじ1/2）
・・・・・・・・・・・・・・・・少々
塩・・・・・・・・・・・・・・・・・・・・適宜
こしょう・・・・・・・・・・・・・・・少々
［飾り］
ディル、ピンクペッパー・・・・適量

作り方

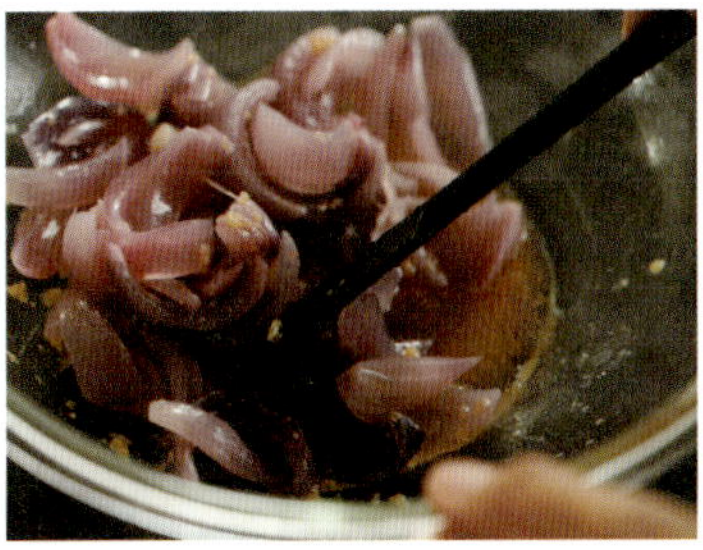

Ⓐ蒸して透き通った赤玉ねぎは色味もきれい。調味料をしっかりなじませるのがポイント

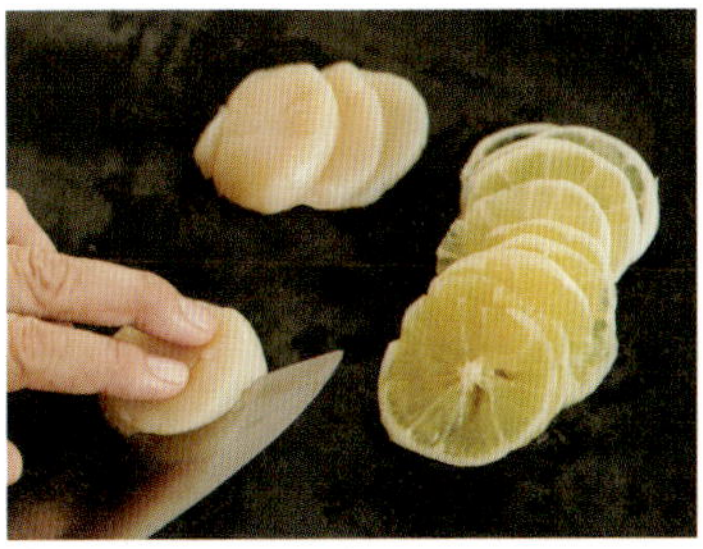

Ⓑホタテの貝柱は半分または1/3の厚みに、レモンは可能な限り薄くスライスする

1 玉ねぎをくし形に切り、600Wの電子レンジで3〜4分加熱する。

2 調味料をよく混ぜ、蒸した玉ねぎと和える（塩は味を見ながら）Ⓐ。20分ほど置いて味をなじませる。

3 アスパラガスを食べやすい大きさに切り、少量の塩（分量外）を入れてさっと茹でる。

4 ホタテを薄くスライスし、軽く塩を振る。

5 レモンは皮を剥いて薄くスライスするⒷ。

6 ②にアスパラガス、ホタテ、レモンを混ぜ合わせて盛り付ける。ディルとピンクペッパーを飾る。

夏

芒種

咳・便秘・夏バテ・むくみ

ガリバタ鰹ズッキーニ

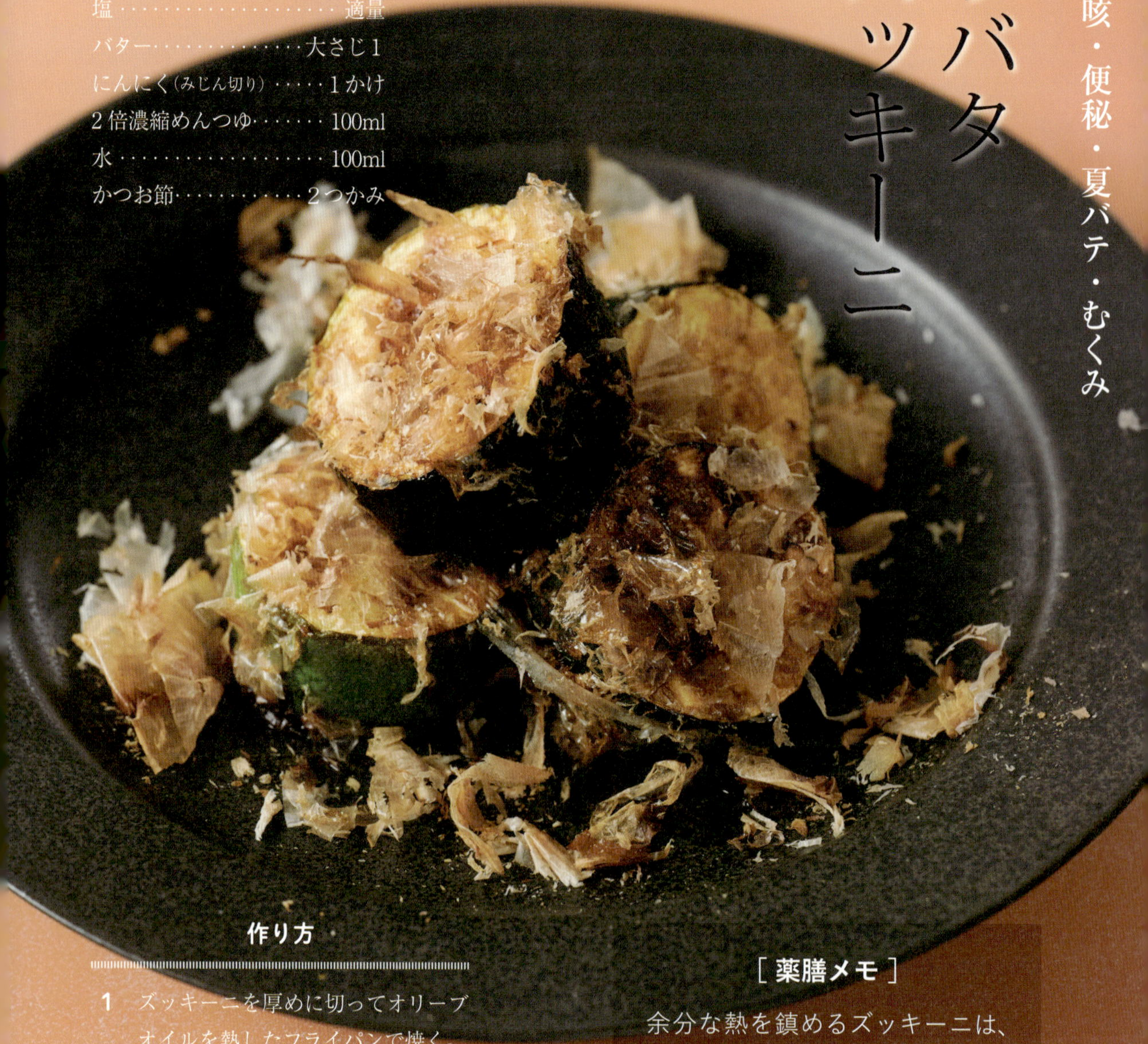

材　料（2人分）

ズッキーニ……………2本
オリーブオイル……大さじ1
塩…………………適量
バター…………大さじ1
にんにく（みじん切り）……1かけ
2倍濃縮めんつゆ……100ml
水…………………100ml
かつお節…………2つかみ

作り方

1 ズッキーニを厚めに切ってオリーブオイルを熱したフライパンで焼く。

2 焼き色が付いたらひっくり返し、塩とバター、にんにくを加える。

3 にんにくの香りが立ったらめんつゆと水を入れて絡め、かつお節を加えてさっと煮詰めて完成。

［薬膳メモ］

余分な熱を鎮めるズッキーニは、空咳や喘息に有効です。お通じやほてりの改善を助け、この時期特有の“夏の乾燥”にぴったり。気管支が弱い人にもおすすめです。同じく潤いを与える、バターと併用してさらに効果を期待できます。

芒種

風邪のひきはじめ・滞り・吹き出物・ほてり

ごぼうのささっと漬け

材　料（作りやすい量）

ごぼう……………………30cm
［調味料］
２倍濃縮めんつゆ……150ml
酢…………………………20ml
はちみつ…………大さじ１
赤唐辛子…………お好みで

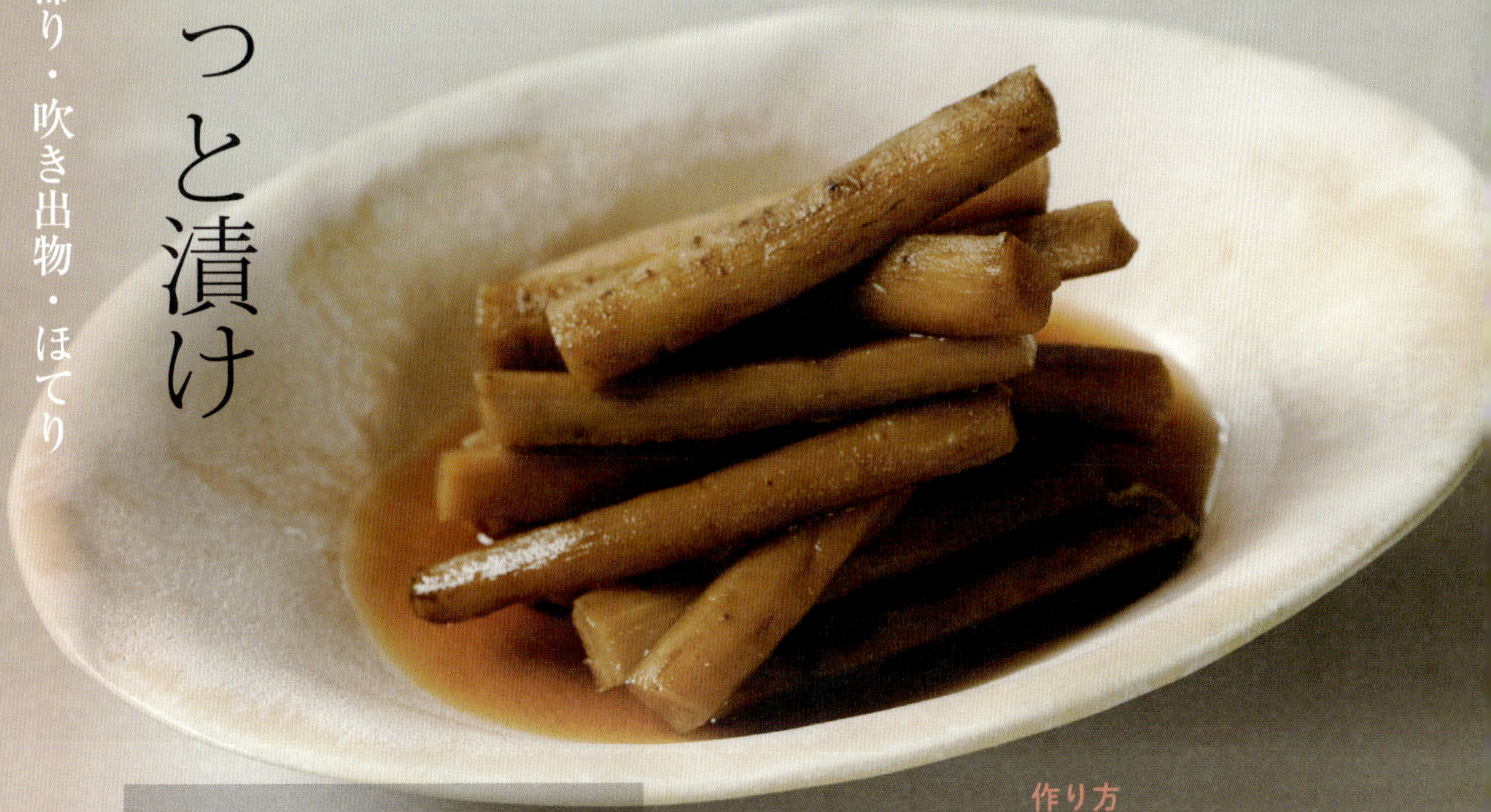

［薬膳メモ］

ごぼうは体の不要なものを排出する力が高い食材。さらに、こもった熱を鎮めるので、ほてりや便秘の解消も期待できます。滞りがちな季節だからこそ、"溜めない体"を目指しましょう。

作り方

1　ごぼうをたわし等で洗い、5～6cm幅に切る（太いごぼうの場合は縦に1/2から1/4に切り太さをそろえる）。

2　ごぼうを３分茹でたら、１度取り出して水気を切る。

3　湯を捨てて調味料を沸かし、火を止めてごぼうを戻し入れる。冷めるまで置き、味を染み込ませる。

夏

芒種

乾燥・くすみ肌・下痢・食欲不振・冷え性・むくみ

さくらんぼのはちみつバターソース

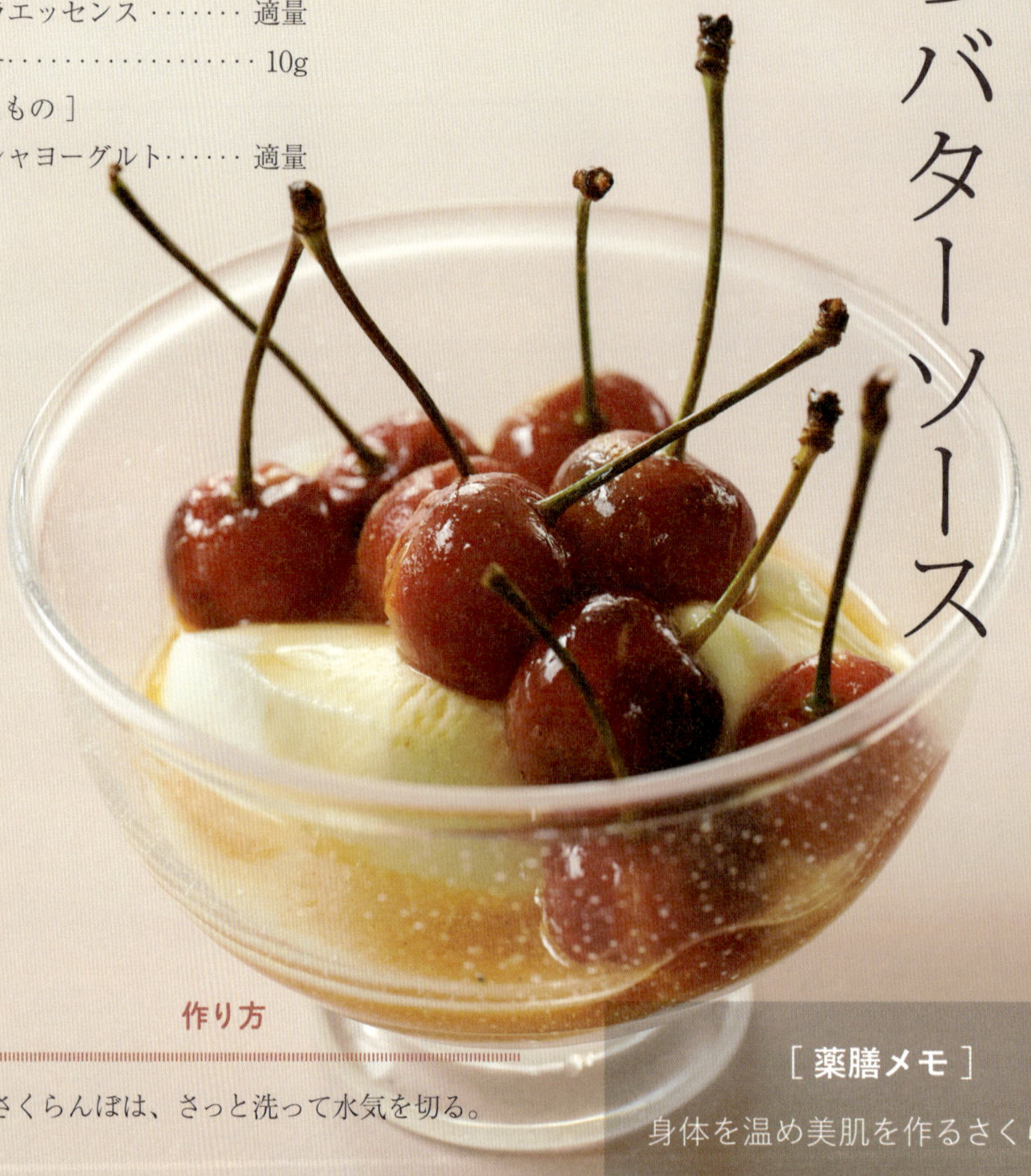

材　料（5～6人分）

さくらんぼ……300g
はちみつ……80～100g
レモン汁……1/2個
オレンジ果汁
（または果汁100%ジュース）……50ml
くこの実……大さじ1
バニラエッセンス……適量
バター……10g
［添えもの］
ギリシャヨーグルト……適量

作り方

1 さくらんぼは、さっと洗って水気を切る。

2 バターを加熱した鍋にさくらんぼを入れ、はちみつとレモン汁、バニラエッセンスを加えて混ぜ合わせる。

3 オレンジ果汁とくこの実を入れ、ひと煮立ちさせたら完成。

4 お好みでギリシャヨーグルトにかけてもOK。

［薬膳メモ］

身体を温め美肌を作るさくらんぼは、お腹の冷えを取り除き、疲労回復にもぴったりの熱性の果物。ヨーグルトに絡めることで潤いが高まり、乾燥を防ぎます。

夏至　ストレス・ほてり

梅セロリ

材　料（作りやすい量）

セロリ……………………2本
塩……………………少々
［ドレッシング］
梅干し………2個（大さじ1）
りんご酢、オリーブオイル
………………各大さじ2
レモン汁……………適量
塩、こしょう…………各少々

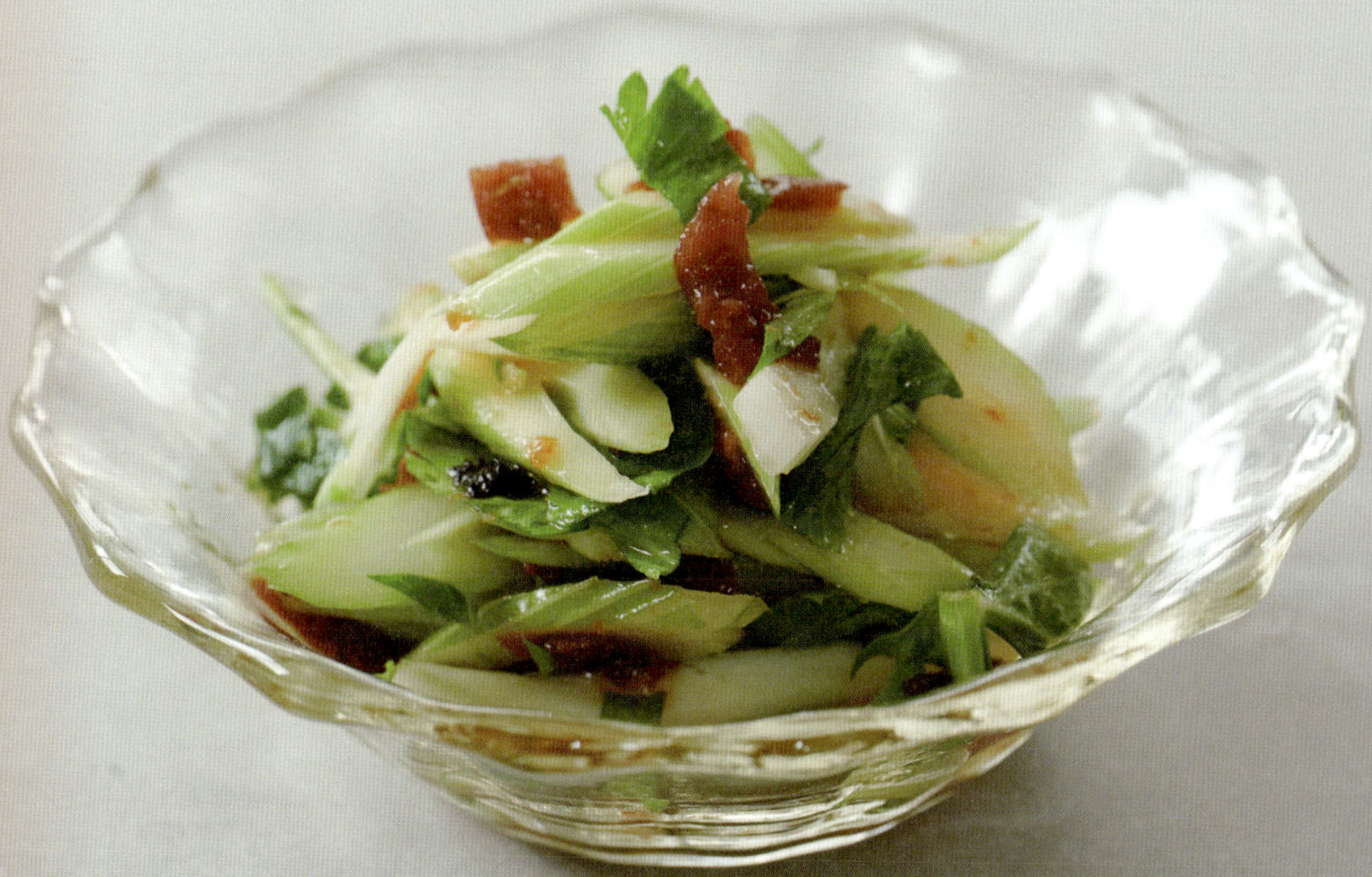

［薬膳メモ］

セロリは体内の余分な熱を冷まし、気持ちを落ち着かせる作用があります。ストレスが溜まってイライラしたり、ほてりなどのこもった熱を感じたら作りたい一品。

作り方

1　セロリはすじを取って縦半分に切る。斜め薄切りにし、塩を振っておく。葉は3〜4枚ざく切りにする。

2　梅干しは種を取り除いて包丁で粗くたたき、他のドレッシングの材料と合わせておく。

3　水気を絞ったセロリと葉を混ぜ合わせて、ドレッシングと和える。

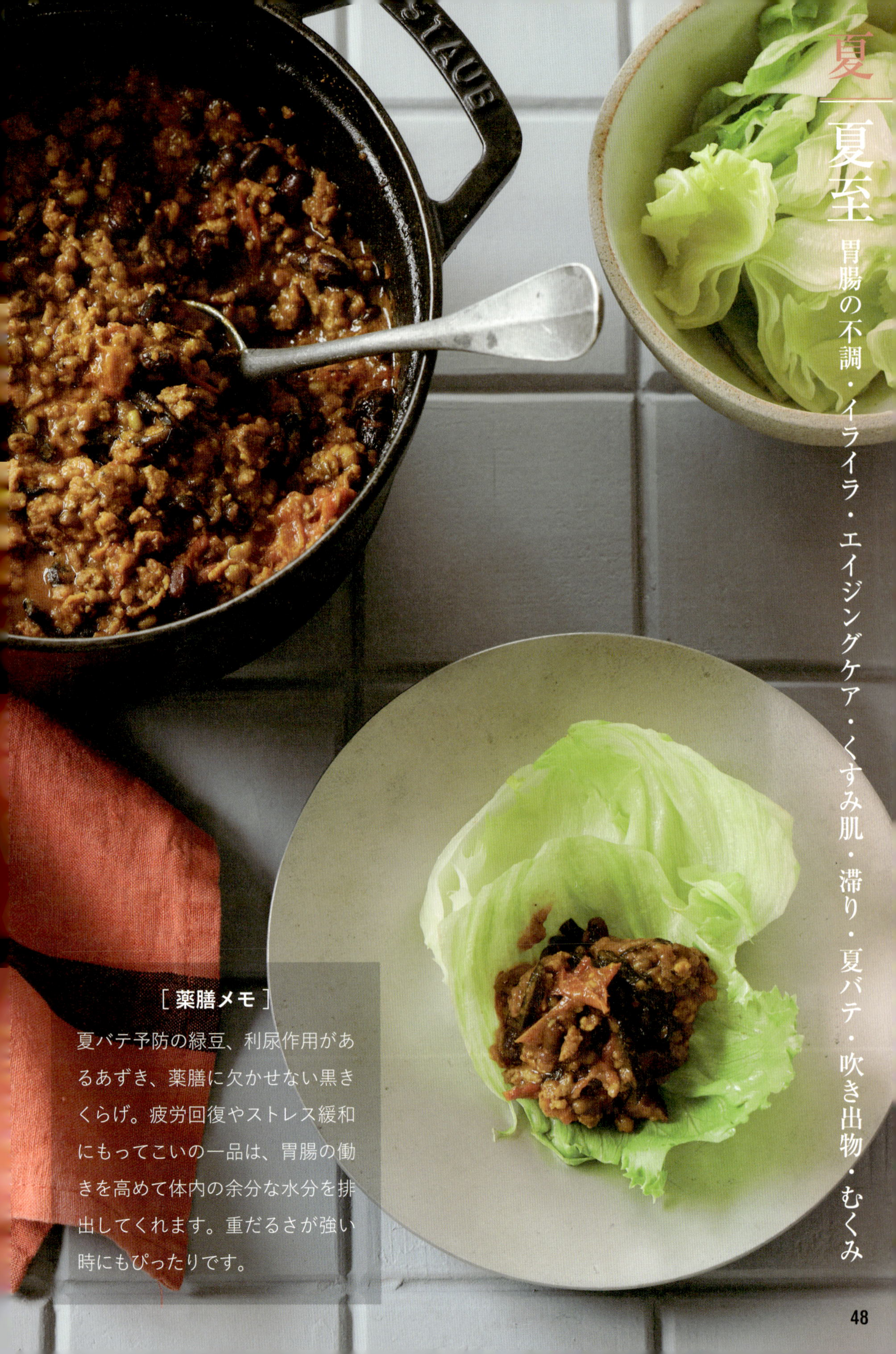

夏

夏至

胃腸の不調・イライラ・エイジングケア・くすみ肌・滞り・夏バテ・吹き出物・むくみ

[薬膳メモ]

夏バテ予防の緑豆、利尿作用があるあずき、薬膳に欠かせない黒きくらげ。疲労回復やストレス緩和にもってこいの一品は、胃腸の働きを高めて体内の余分な水分を排出してくれます。重だるさが強い時にもぴったりです。

いろいろ豆ときくらげのチリコンカン

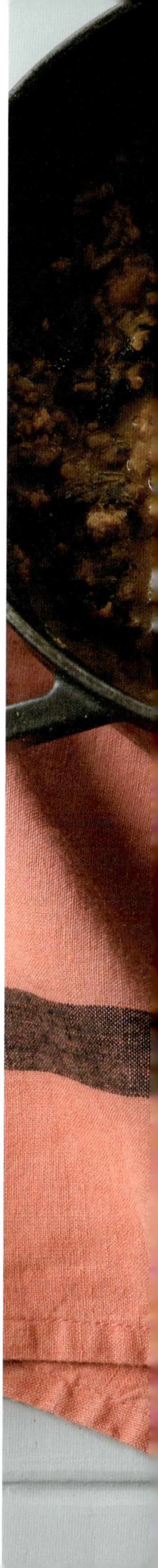

材料（3～4人分）

合い挽き肉・・・・・・・・・・・・・300g
にんにく・・・・・・・・・・・・・・・・1片
オリーブオイル・・・・・・大さじ1
トマト・・・・・・・・・・・大2個(450g)
カレー粉・・・・・・・・・・大さじ2～
クミンパウダー・・・・・・小さじ1
フライドオニオン・・・・・・・・・50g
塩・・・・・・・・・・・・・・・・・小さじ1
緑豆、あずき・・・・・・・・・・各30g
茹でキドニービーンズ・・・・100g
生黒きくらげ・・・・・・・・・・・・50g
［添えもの］
レタス・・・・・・・・・・・・・・・・・適量

作り方

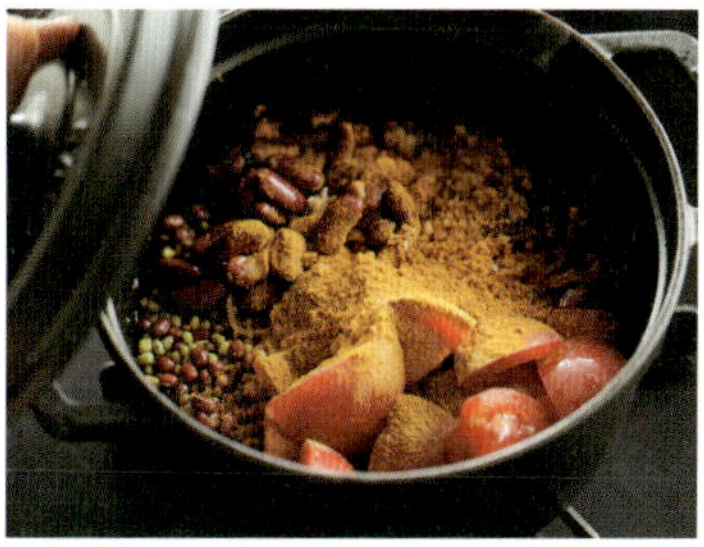

Ⓐにんにくの香りが立ってきたら、ひき肉を焼き色が付くまで炒める。すべての食材を入れてじっくり弱火で

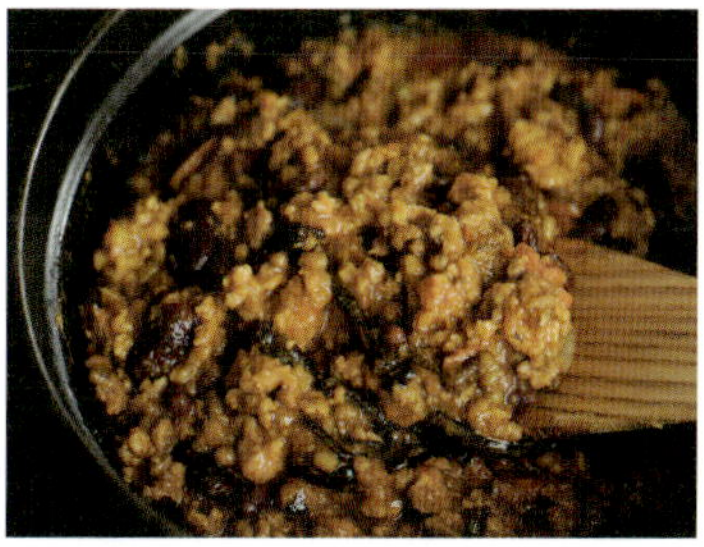

Ⓑ材料がまんべんなく混ざるようにかき混ぜてさらに火を入れる

1 トマトはざく切りにし、豆類はさっと洗う。生黒きくらげは千切りにし、にんにくは潰しておく。

2 鍋ににんにくとオリーブオイルを入れて火にかける。にんにくに火が入り始めたらひき肉を加える。ほかの材料をすべて加えて蓋をし、弱火でじっくりと15分ほど火を入れるⒶ。

3 蓋を開けてかき混ぜるⒷ。
再び蓋をして10分ほど火にかける。

4 豆類に火が入ってきたら、蓋を開けて水気を飛ばすように混ぜながら、塩(分量外)で味を調える。

5 お好みでレタスにのせてもOK。

夏

夏至

更年期・ストレス・冷え性・疲労

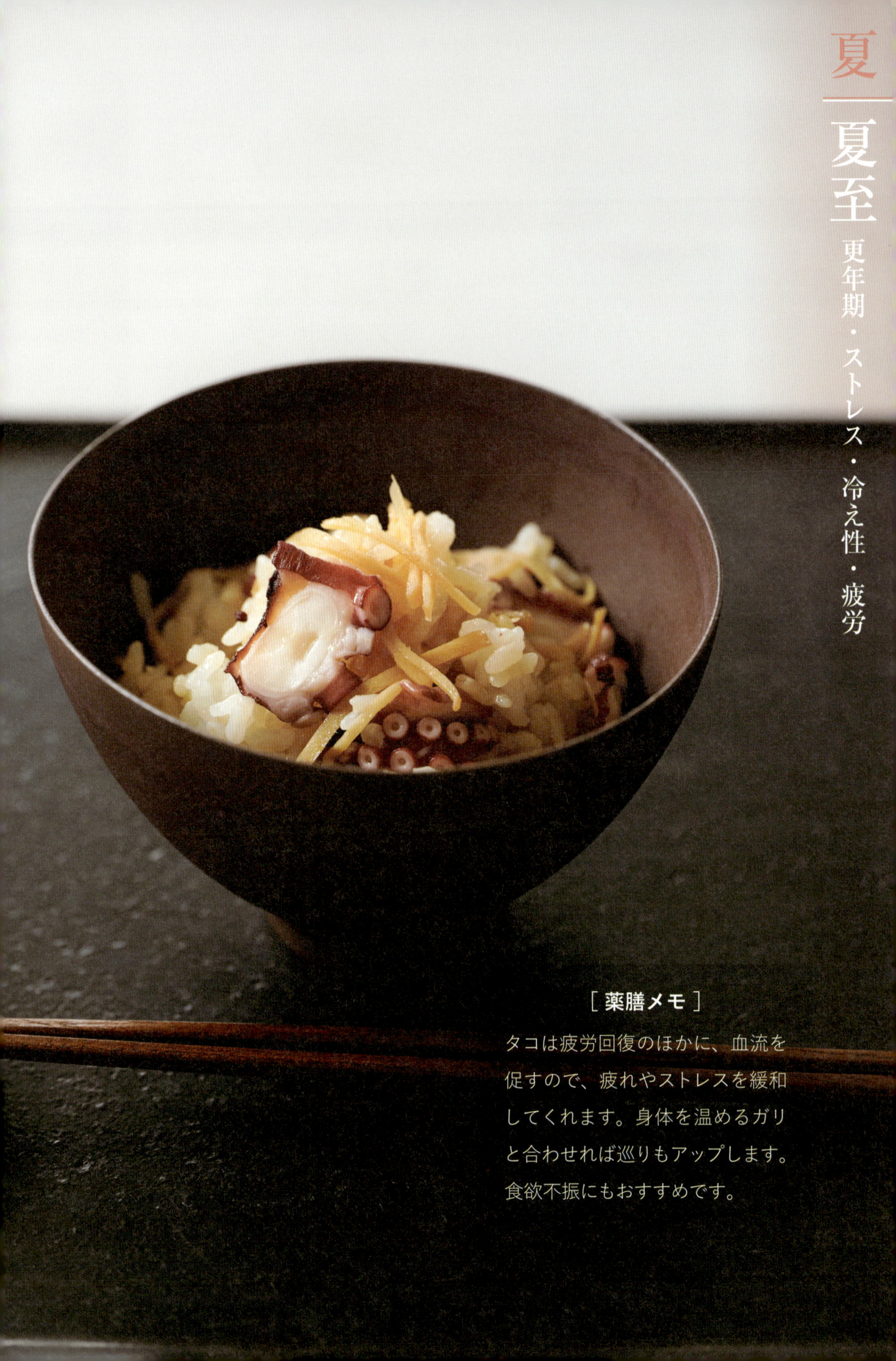

［ 薬膳メモ ］

タコは疲労回復のほかに、血流を促すので、疲れやストレスを緩和してくれます。身体を温めるガリと合わせれば巡りもアップします。食欲不振にもおすすめです。

タコとガリの混ぜご飯

材　料（2人分）

ご飯 ····················· 300g
自家製ガリ ················· 30g
茹でダコ ·················· 80g
２倍濃縮めんつゆ ········ 20ml
［自家製ガリ］※作りやすい量
新生姜 ··················· 400g
くこの実 ·········· ひとつかみ
りんご酢 ················ 200ml
はちみつ ··· 40g～（好みで調整）
塩 ····· 小さじ１～（好みで調整）

作り方

［自家製ガリの作り方］

りんご酢とはちみつ、塩を鍋に入れて沸かし、スライスした新生姜とくこの実を入れて沸かす。

熱々のうちに保存瓶に入れて完成。

粗熱が取れたら、冷蔵庫で保存する。

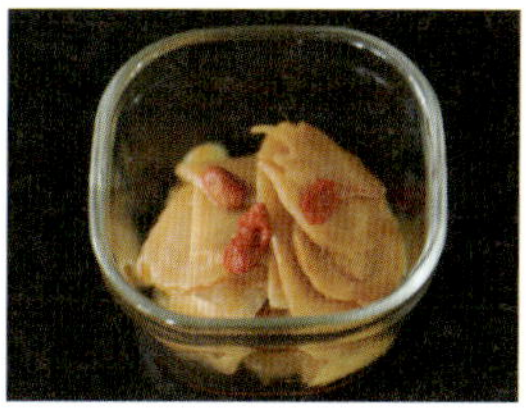

1　タコを厚さ３mmの輪切りにする。ガリを千切りにする。

2　ボウルにタコを入れてめんつゆをからめ、15分ほど置くⒶ。

3　ご飯を別のボウルに入れ、ガリとガリの漬け汁（大さじ２ほど）を混ぜ合わせる。タコをめんつゆごと加えてよく混ぜるⒷ。

4　盛り付ける。

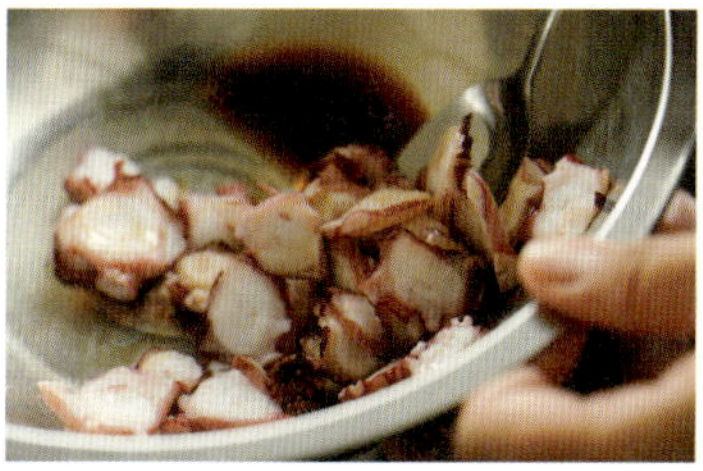

Ⓐタコにめんつゆが絡まるように、しっかりと和えて味を染みこませる

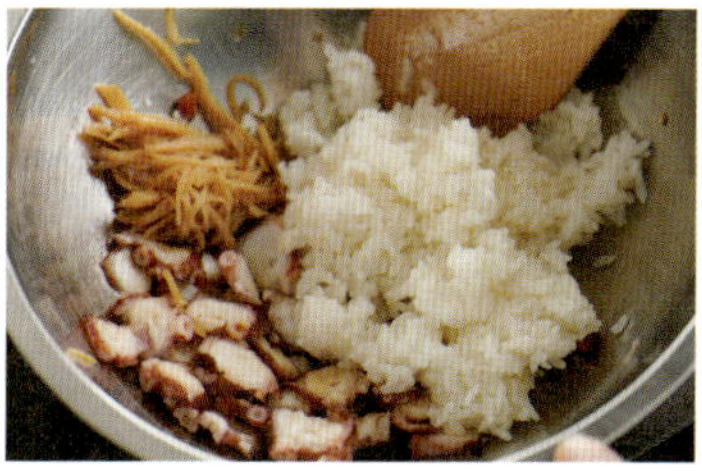

Ⓑ温かいご飯とガリ、味の染みたタコを混ぜる。自家製ガリの漬け汁も忘れずに

夏

小暑

イライラ・鬱々した気持ち・月経不調・食欲不振・ストレス・むくみ

塩昆布ピーマン

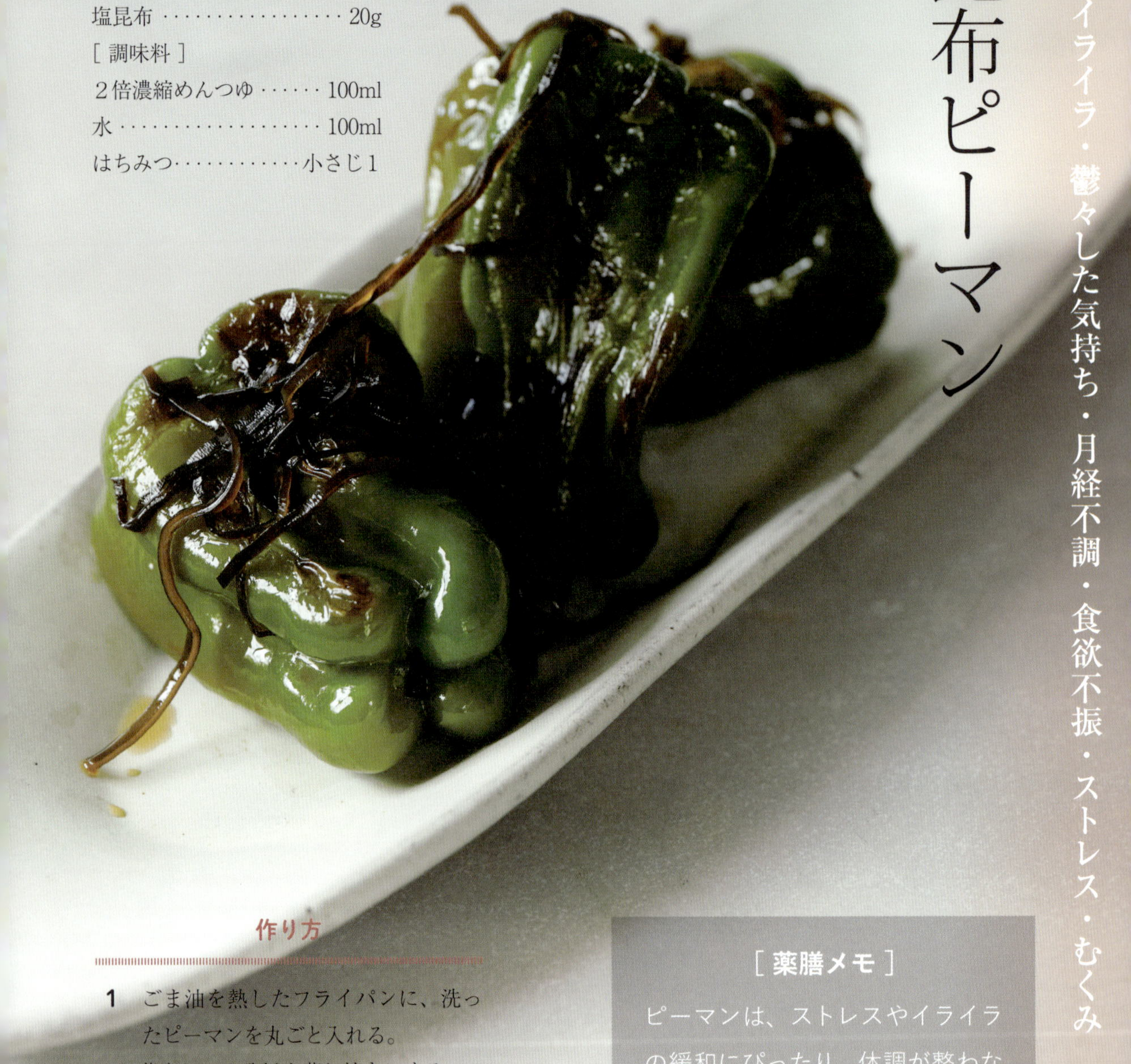

材　料（3～4人分）

ピーマン……………10個
ごま油…………大さじ2
塩昆布……………20g
［調味料］
2倍濃縮めんつゆ……100ml
水……………100ml
はちみつ…………小さじ1

作り方

1　ごま油を熱したフライパンに、洗ったピーマンを丸ごと入れる。
蓋をして3分以上蒸し焼きにする。

2　表面に焼き目を付けたら、塩昆布を加えてさっと炒める。

3　調味料を加えて、蓋をして3分煮る。

［薬膳メモ］

ピーマンは、ストレスやイライラの緩和にぴったり。体調が整わない、心の不調を感じるときに、この苦みは心に働きかけてくれます。昆布のむくみ緩和作用と合わせて食卓に並べてください。

あげもろこし

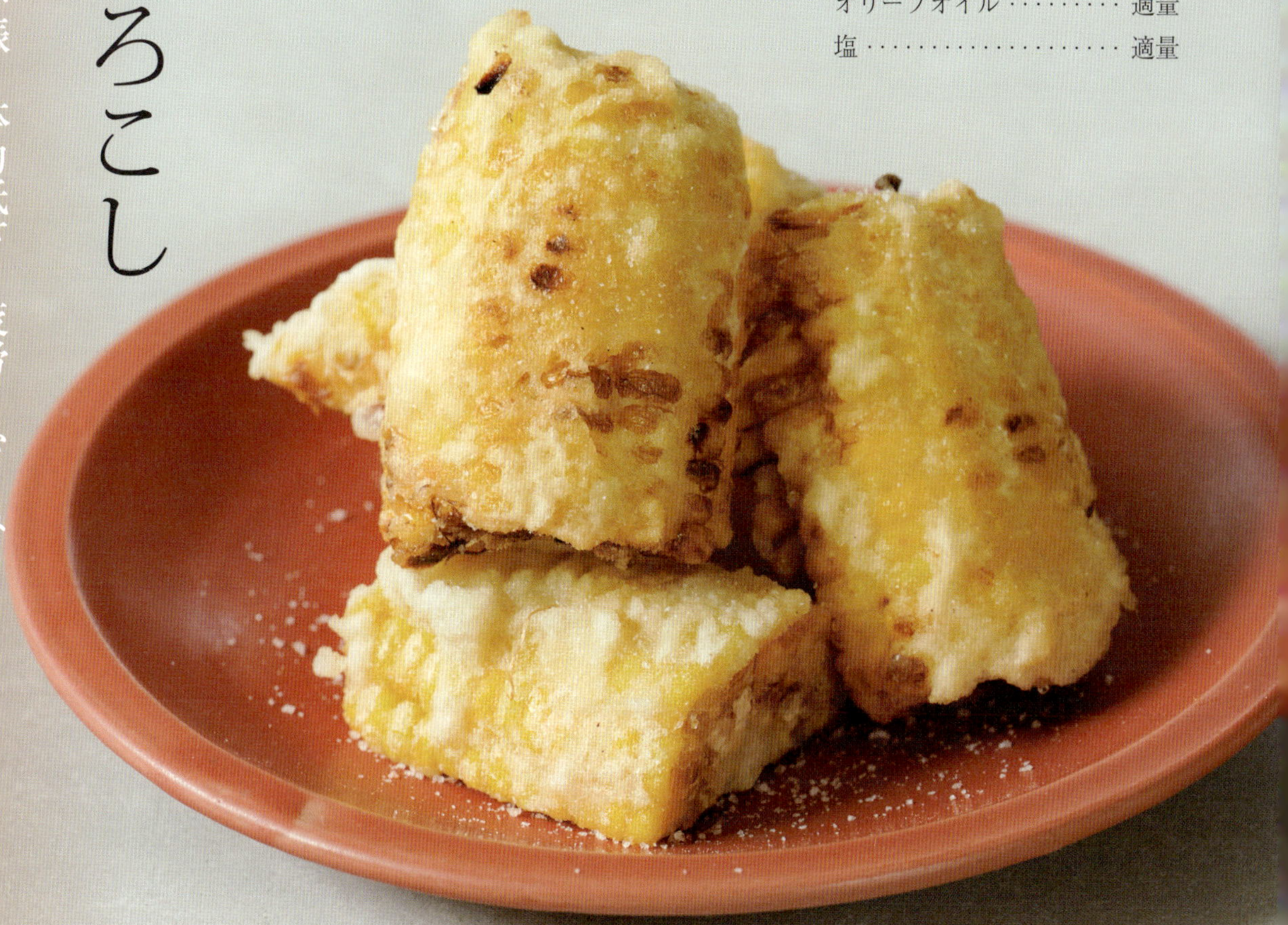

材　料（作りやすい量）

とうもろこし	2本
小麦粉	50g
片栗粉	10g
水 50ml ～（濃度は好みで調整）	
オリーブオイル	適量
塩	適量

作り方

1 とうもろこしを半割に切り、ひげも細かく切る。

2 粉類と水と細かく切ったひげを合わせて衣を作る。

3 オリーブオイルで揚げ､塩を振る。

［ 薬膳メモ ］

とうもろこしは、むくみ緩和や胃腸の働きを整えてくれる食材。便秘の回復、むくみやだるさも改善してくれるので、梅雨時期におすすめ。元気がでる食材を子どもも大好きな調理法で食卓に。

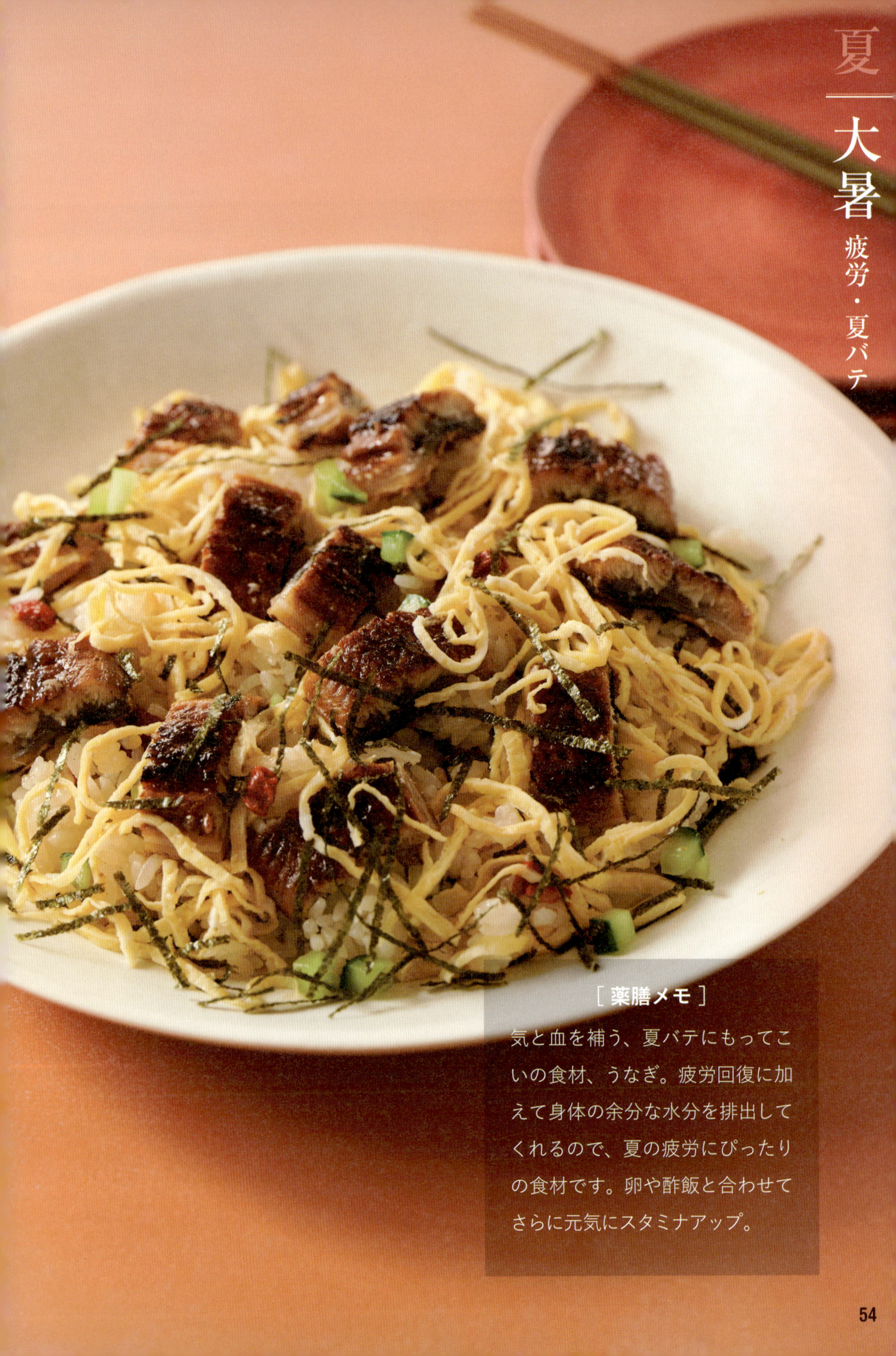

夏

大暑

疲労・夏バテ

［ 薬膳メモ ］

気と血を補う、夏バテにもってこいの食材、うなぎ。疲労回復に加えて身体の余分な水分を排出してくれるので、夏の疲労にぴったりの食材です。卵や酢飯と合わせてさらに元気にスタミナアップ。

うなぎと卵のちらしずし

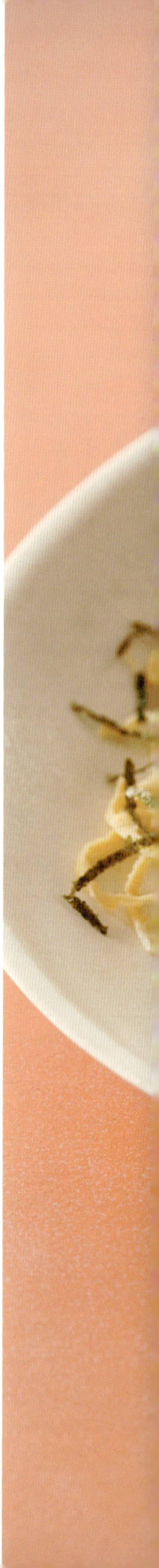

材　料（4～5人分）

うなぎの蒲焼き……特大1尾
ご飯…………………2合分
きゅうり……………1本
錦糸卵（炒り卵）……卵2個
［すし酢］
はちみつ……………大さじ1
酢……………………大さじ6
塩……………………小さじ1
くこの実……………適量
［飾り］
きざみのり…………適量

作り方

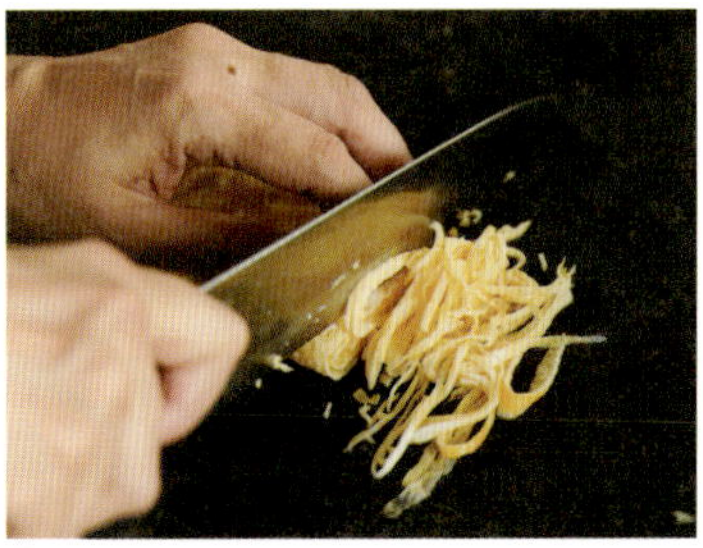

Ⓐ錦糸卵は薄焼き卵を作り、くるくる丸めて千切りにする。炒り卵でも◎

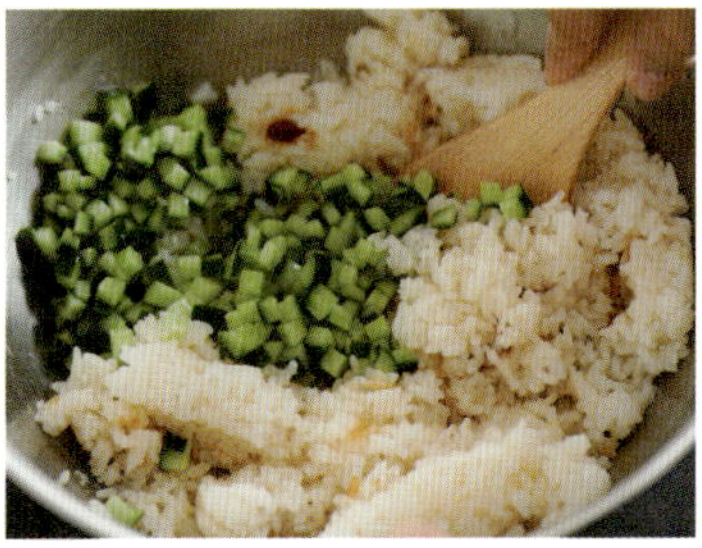

Ⓑきざみのり以外の具材をすべて混ぜ合わせる。きゅうりの角切りは、ご飯になじむ5㎜角で食感も良く

1　うなぎの皮目をフライパンで焼き、ひと口サイズに切っておく。

2　すし酢を炊いたご飯と混ぜあわせ、酢飯を作る。

3　錦糸卵を作る（炒り卵でも可）Ⓐ。

4　きゅうりを5mm角に切る。軽く塩（分量外）を振り水気を拭きとる。

5　②の酢飯にきゅうりとうなぎを混ぜあわせるⒷ。
器に盛り、きざみのりと錦糸卵を飾る。

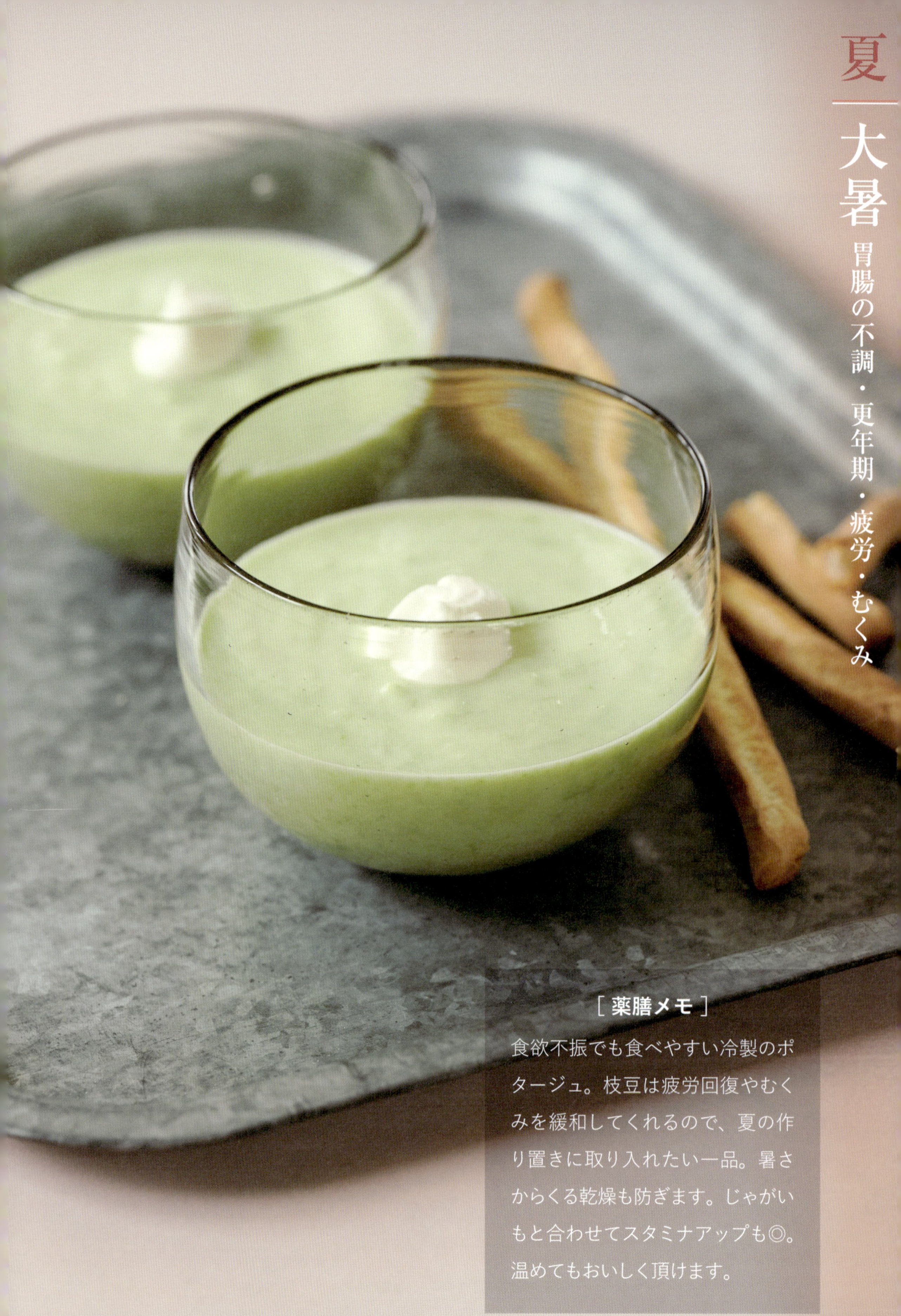

夏

大暑

胃腸の不調・更年期・疲労・むくみ

[薬膳メモ]

食欲不振でも食べやすい冷製のポタージュ。枝豆は疲労回復やむくみを緩和してくれるので、夏の作り置きに取り入れたい一品。暑さからくる乾燥も防ぎます。じゃがいもと合わせてスタミナアップも◎。温めてもおいしく頂けます。

枝豆とじゃがいもの冷製スープ

材料（4〜5人分）

玉ねぎ‥‥‥‥‥‥‥‥‥‥‥‥‥‥‥中1個
じゃがいも‥‥‥‥‥‥‥‥‥‥‥‥中1個
枝豆(冷凍でも可)‥‥‥150〜200g
バター‥‥‥‥‥‥‥‥‥‥‥‥‥‥‥‥10g
塩麹‥‥‥‥‥‥‥‥‥‥‥‥‥‥‥大さじ2
水‥‥‥‥‥‥‥‥‥‥‥‥‥‥‥‥‥‥250ml
塩・白こしょう
‥‥‥‥‥‥‥‥適量(好みで調整)
生クリーム
‥‥‥‥50ml〜(好みで調整)
［飾り］
生クリーム‥‥‥‥‥‥‥‥‥‥‥‥‥適量

作り方

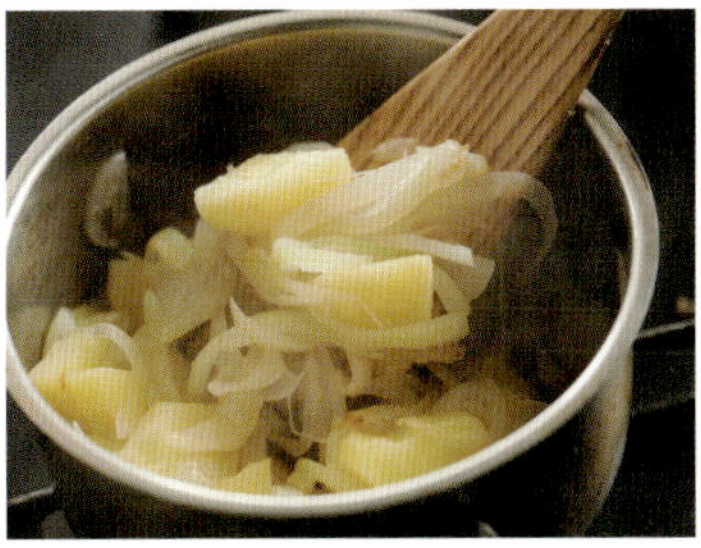

Ⓐ玉ねぎはしんなり、じゃがいもは半透明になるまで炒める。目安は、じゃがいもが箸でくずせるくらい

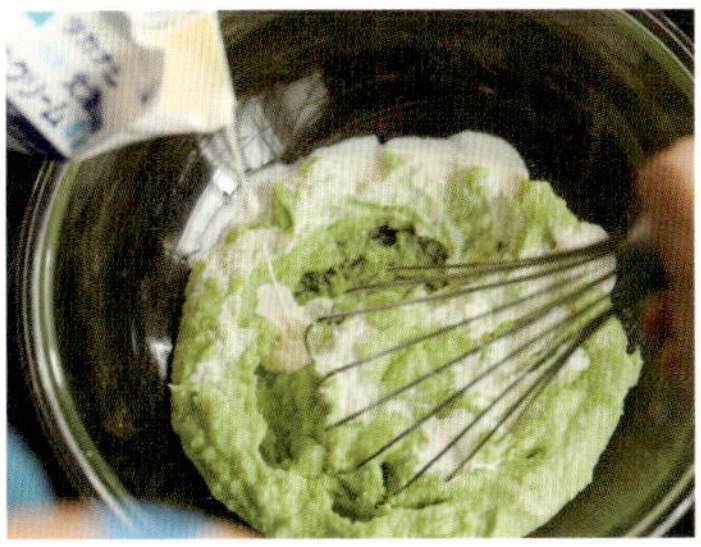

Ⓑピューレ状になったベースを、生クリームでなめらかになるまでのばす。濃度はお好みで

1 玉ねぎは薄切りにし、じゃがいもは厚さ1cmのイチョウ切りにする。

2 鍋にバターを溶かし、玉ねぎがしんなりするまで炒める。
じゃがいもを加え、半透明になるまで焦がさないように炒めるⒶ。

3 塩麹と水を加え、10分ほど煮る。

4 枝豆をさやから出し、火を止めた鍋に加える。

5 粗熱が取れたら、ブレンダーなどでピューレ状にする。

6 よく混ぜ、塩・白こしょうで味を付けて冷蔵庫で冷ます。

7 ⑥を生クリームでのばして塩で味を調えるⒷ。
泡立てた生クリームを飾る。

① 梅と玫《まい》瑰《かい》花《か》のシロップ

ストレス

材　料

（作りやすい量）

南高梅（完熟）・・・・・・・・・・・・500g
氷砂糖・・・・・・・・・・・・・・・・500g
りんご酢・・・・・・・・・・・・・100ml
玫瑰花（ドライ）・・・・・・・・・・・・30g

作り方

1. 保存瓶を消毒し、乾かしておく。
2. 南高梅を洗ってヘタ部を取り除き、乾かす。
3. 瓶の底に氷砂糖を入れ、南高梅→氷砂糖→玫瑰花の順に入れる。
   りんご酢を注ぐ。
4. 冷暗所（常温）で1日放置し、翌日から1日1回瓶をまわして液を混ぜる。
5. 氷砂糖が溶けて無くなったら完成（冷蔵庫で保存）。

② プルーンとダージリン、赤ワインのジャム

更年期・貧血

材　料

（作りやすい量）

プルーン（生）・・・・・・・・・・・・600g
砂糖・・・・・・・・・・・・・・・・・200g
レモン汁・・・・・・・・・・・1/2個分
赤ワイン・・・・・・・・・・・・・100ml
ダージリン（ティーバッグ）・・・・・1袋

作り方

1. プルーンのヘタを取って洗い、アボカドのように半分に割って種を取る。
2. 鍋にプルーンと砂糖を入れ、一晩置く。
3. プルーンから汁が出たら、赤ワインとティーバッグを入れる。
   落とし蓋をして弱火にかけ、アクを取り除きながら1時間半ほど煮る。
4. プルーンが柔らかくなったら粗く潰し、時々混ぜながらさらに20分ほど弱火で煮る。
5. レモン汁を回しかけて混ぜ、5分ほど煮たら火を止める。

③ あんずとカルダモンのジャム

乾燥・咳・のどの渇き

材　料

（作りやすい量）

あんず（生）・・・・・・・・600g（種以外）
カルダモン（ホール）・・・・・・・・6粒
グラニュー糖
・・・・・・・・・・250g〜（好みで調整）

作り方

1. あんずをよく洗い、2つに割って種とヘタを取り除く（皮はそのまま）。カルダモンホールを潰し、お茶パックで包む。
2. 鍋にあんずとカルダモンを入れ、砂糖を全体に振りかける。3〜4時間置く。
3. 火にかけて煮込み、アクを取り除いたら弱火にする。
4. 焦げ付かないようにかき混ぜながら、好みの濃度まで煮る。
5. あんずの形が崩れ、とろみがついたらカルダモンを取り除く。

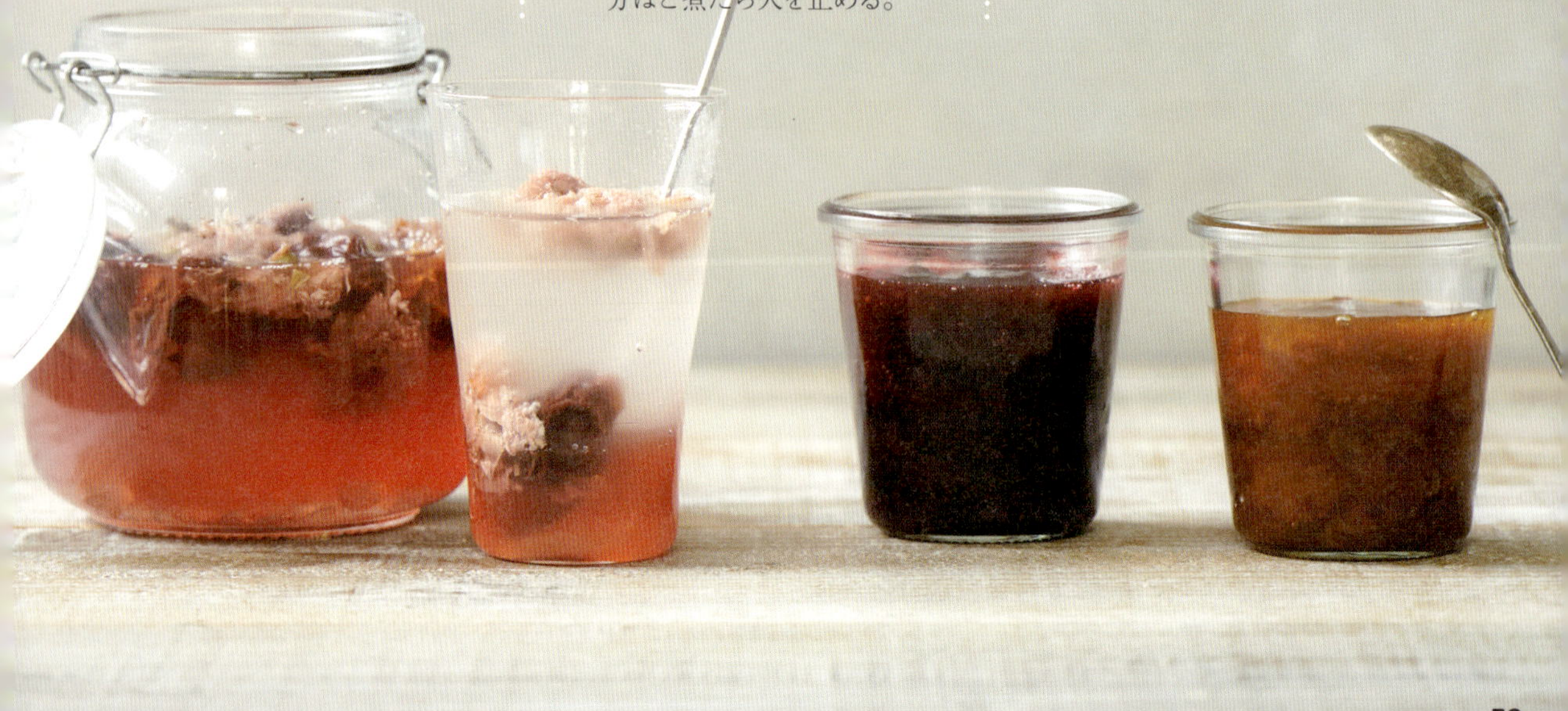

秋

autumn

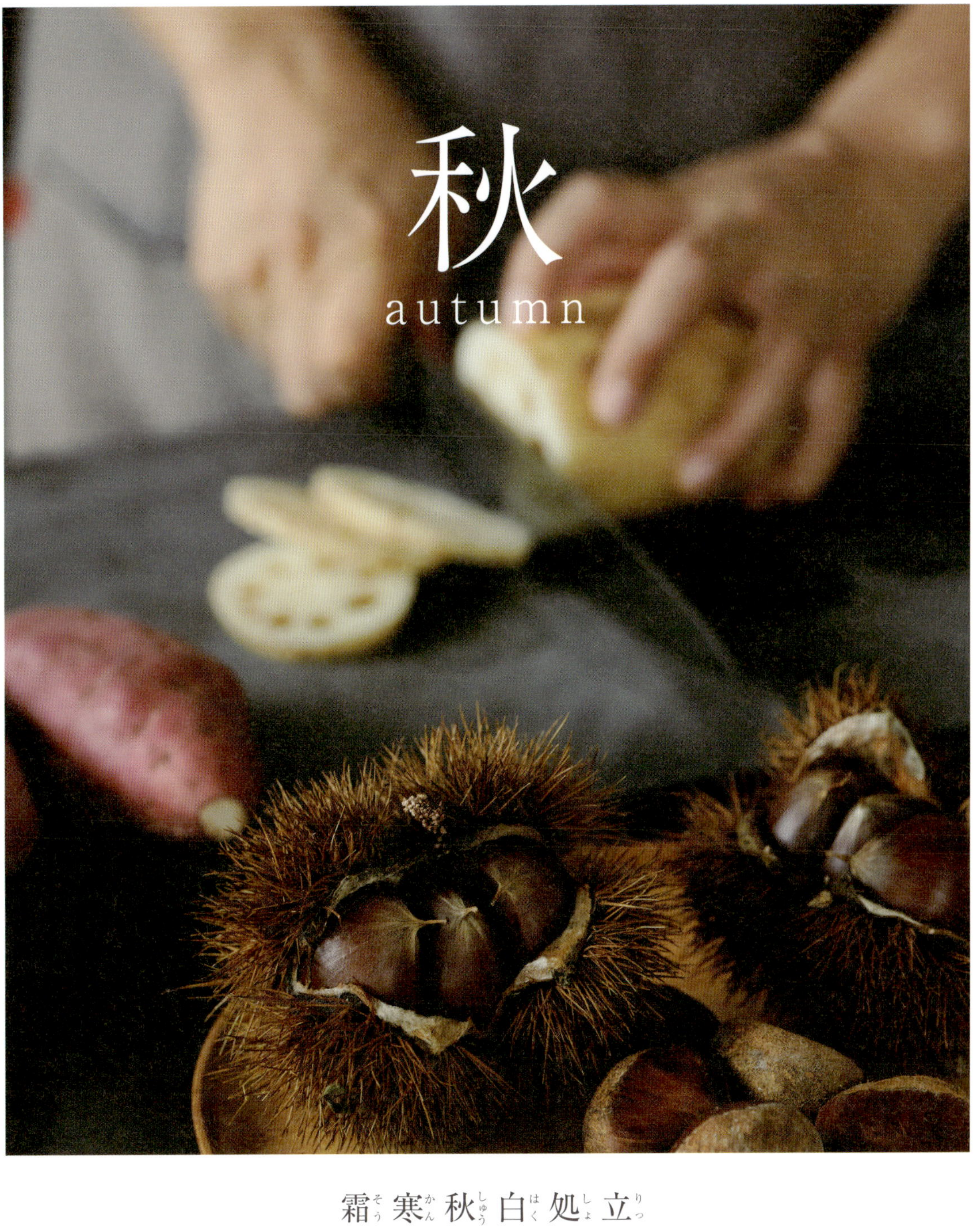

立《りっ》秋《しゅう》（8月8日頃〜）
処《しょ》暑《しょ》（8月23日頃〜）
白《はく》露《ろ》（9月8日頃〜）
秋《しゅう》分《ぶん》（9月23日頃〜）
寒《かん》露《ろ》（10月8日頃〜）
霜《そう》降《こう》（10月23日頃〜）

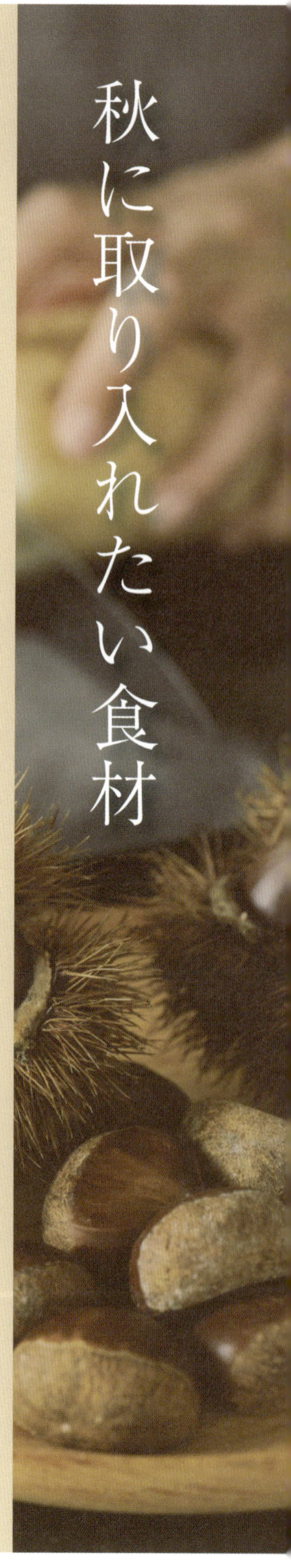

秋に取り入れたい食材

植物が実を結び収穫に向かう秋は、陰の気が増えていきます。乾いた空気とともに、私たちの身体も乾燥から守らなければいけません。水分を多く含む果物や、夏の疲れを癒す滋養強壮効果の高い食材を選びましょう。

桃

気と血を補うので、元気が出ない、潤い不足、肌のくすみが気になる方におすすめです。

なす

脾と胃を整え利尿作用があるので、ほてりや食欲不振に効果的。吹き出物やのぼせの改善にも役立ちます。

きゅうり

余分な熱を冷まし、潤いを与えます。利尿作用もあるので、むくみやだるさが気になる人にぴったり。

長芋

消化吸収力を高め、スタミナ不足を改善。疲労回復や潤いアップ、老化予防に適しています。

ゆり根

心を落ち着かせ、イライラや不安感、不眠などに作用する食材。また、肺や肌も潤してくれます。

はと麦

脾の働きを高め、水分代謝をアップするのでむくみに効果を発揮。排膿効果もあるので肌トラブルにも。

さんま
昔から栄養豊富な食材として知られています。滋養強壮作用があるので、疲労回復におすすめ。

黒豆
血の巡りを活発にし、老化予防が期待できます。解毒作用もあるので、肌トラブルにも有効です。

くこの実
薬膳の代表的食材です。目の疲れを癒して視力を回復し、めまいなどにも効果を発揮します。

シナモン
身体を内側から温めてくれるので、消化機能を高めます。腹痛や関節痛の悩みがある方におすすめ。

柿
便秘や肌のしわなど、乾燥由来の症状に適しています。アルコールを分解するので二日酔いにも。

栗
腎を補うので、筋肉や骨を強くします。体力不足やアンチエイジングに効果的なので積極的に取り入れて。

里芋
消化吸収を高めるので、便秘や下痢に効果的です。また、悪い水分を取り除くのでむくみにも有効。

さつまいも
全身の疲れを取り除くので、元気が出ないときにおすすめ。潤いもアップするので便秘解消にも役立ちます。

れんこん
加熱すると脾と胃の働きを高めるので、食欲不振や美肌効果が期待できます。咳や痰の緩和にも有効。

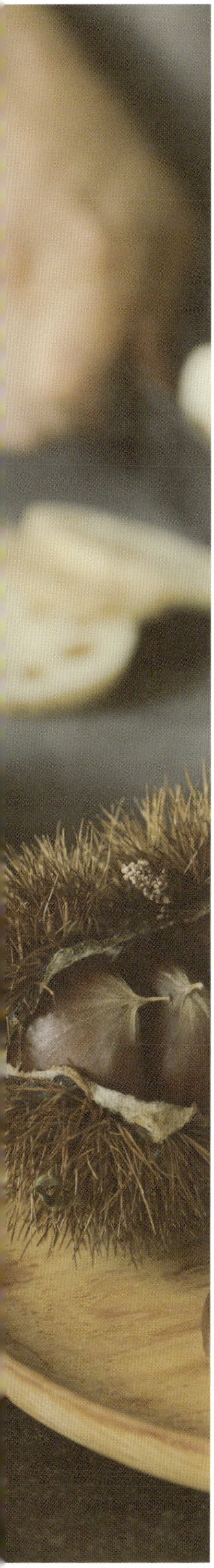

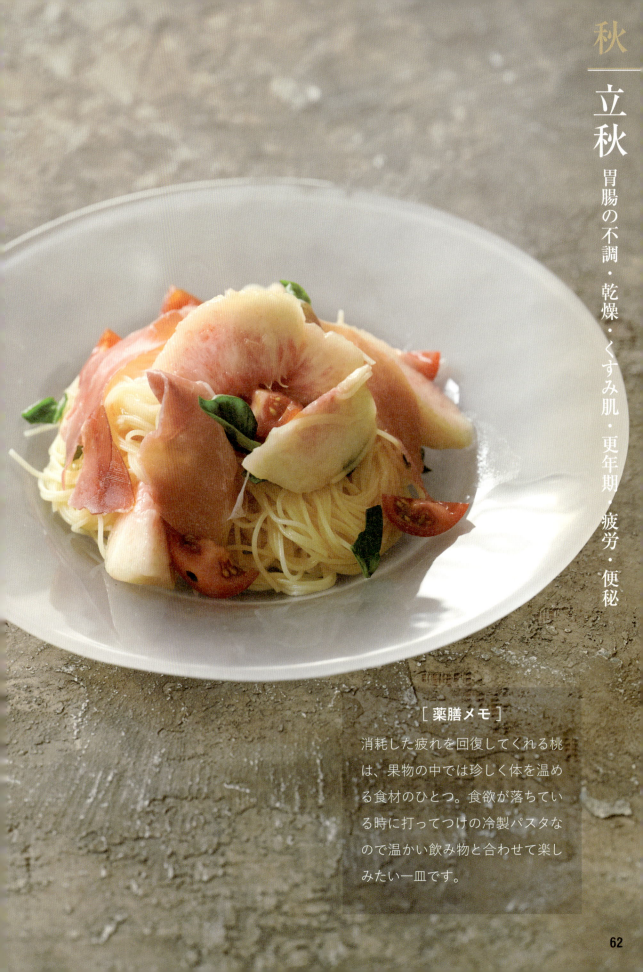

立秋

胃腸の不調・乾燥・くすみ肌・更年期・疲労・便秘

[薬膳メモ]

消耗した疲れを回復してくれる桃は、果物の中では珍しく体を温める食材のひとつ。食欲が落ちている時に打ってつけの冷製パスタなので温かい飲み物と合わせて楽しみたい一皿です。

桃とバジルの冷製パスタ

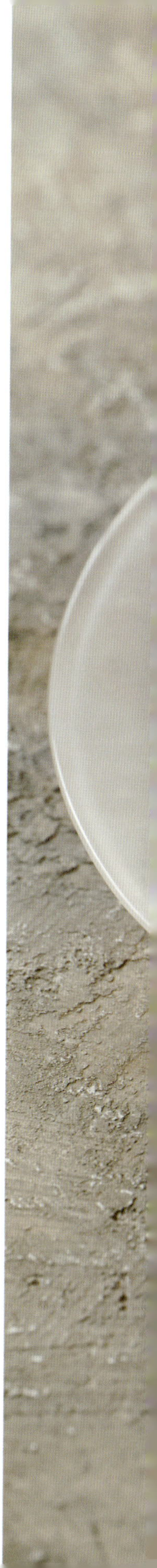

材　料（2人分）

パスタ（カッペリーニ）・・・・・・・ 140g
桃・・・・・・・・・・・・・・・・・ 大 1.5 個
ミニトマト・・・・・・・・・8～10 個
生ハム・・・・・・・・・・・・・・・・・4 枚
［ 調味料 ］
オリーブオイル・・・・・・大さじ 2
レモン汁・・・・・・・・・・・・1/2 個分
にんにく（みじん切り）・小さじ 1/4
塩・・・・ 小さじ 1/2 ～（好みで調整）
［ 飾り ］
バジル・・・・・・・・・・・・・・・・ 適量

作り方

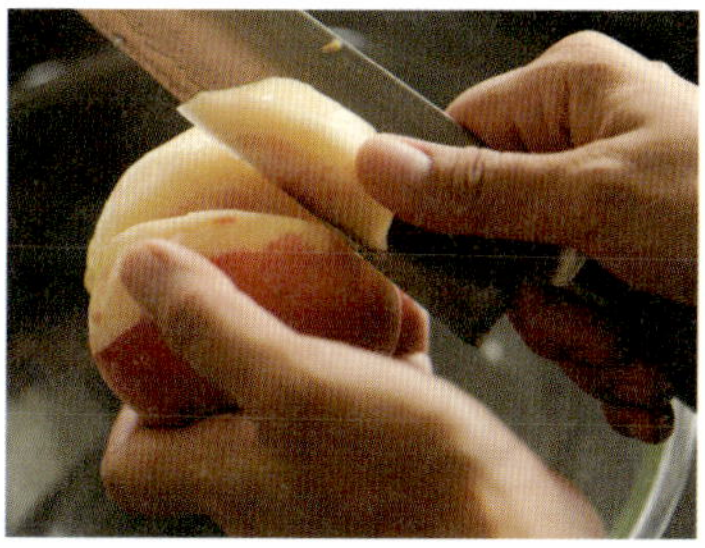

Ⓐ桃は皮を剥き、種に向けて包丁を入れながら切り取っていくと簡単

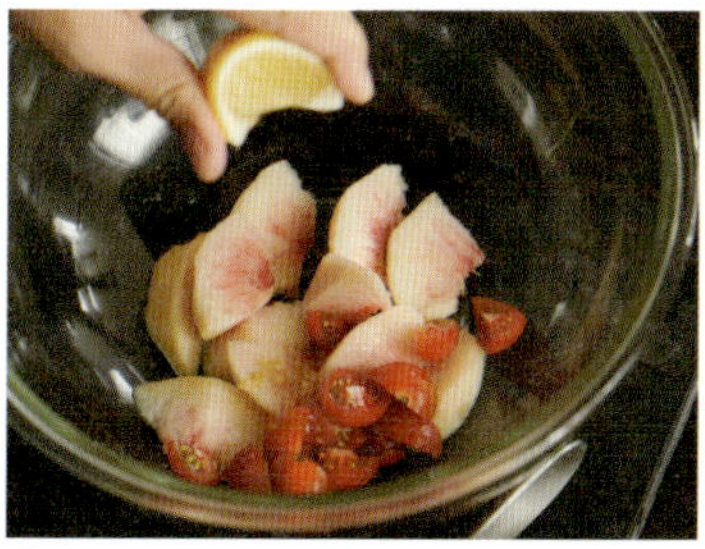

Ⓑ桃が大きければ、食べやすい大きさにカットする。調味料がいきわたるようによく混ぜる

1　桃を約 8 等分に切り皮を剥くⒶ。にんにくをみじん切りにし、パスタ用の湯に塩（分量外）をいれ、沸かしておく。ミニトマトを 4 等分に切る。

2　ボウルに調味料とミニトマト、桃を入れてよく混ぜ、冷蔵庫で冷やすⒷ。

3　パスタを表示通りに茹で、冷水で冷やししっかりと水気を切る。
②のボウルにパスタとちぎったバジルを入れ、混ぜ合わせる。
塩（分量外）で味を調えて盛り付け、生ハムを飾る。

秋

立秋

胃腸の不調・エイジングケア・更年期・くすみ肌・食欲不振・吹き出物・ほてり

ツナなす塩昆布

材　料（作りやすい量）

なす……………6～7本
［調味料］
ツナ…………1缶（100g）
マヨネーズ…………大さじ1
塩昆布…………ひとつまみ
白ごま…………ひとつかみ～
白ごまペースト……大さじ1
２倍濃縮めんつゆ……大さじ1
［飾り］
白いりごま…………適量

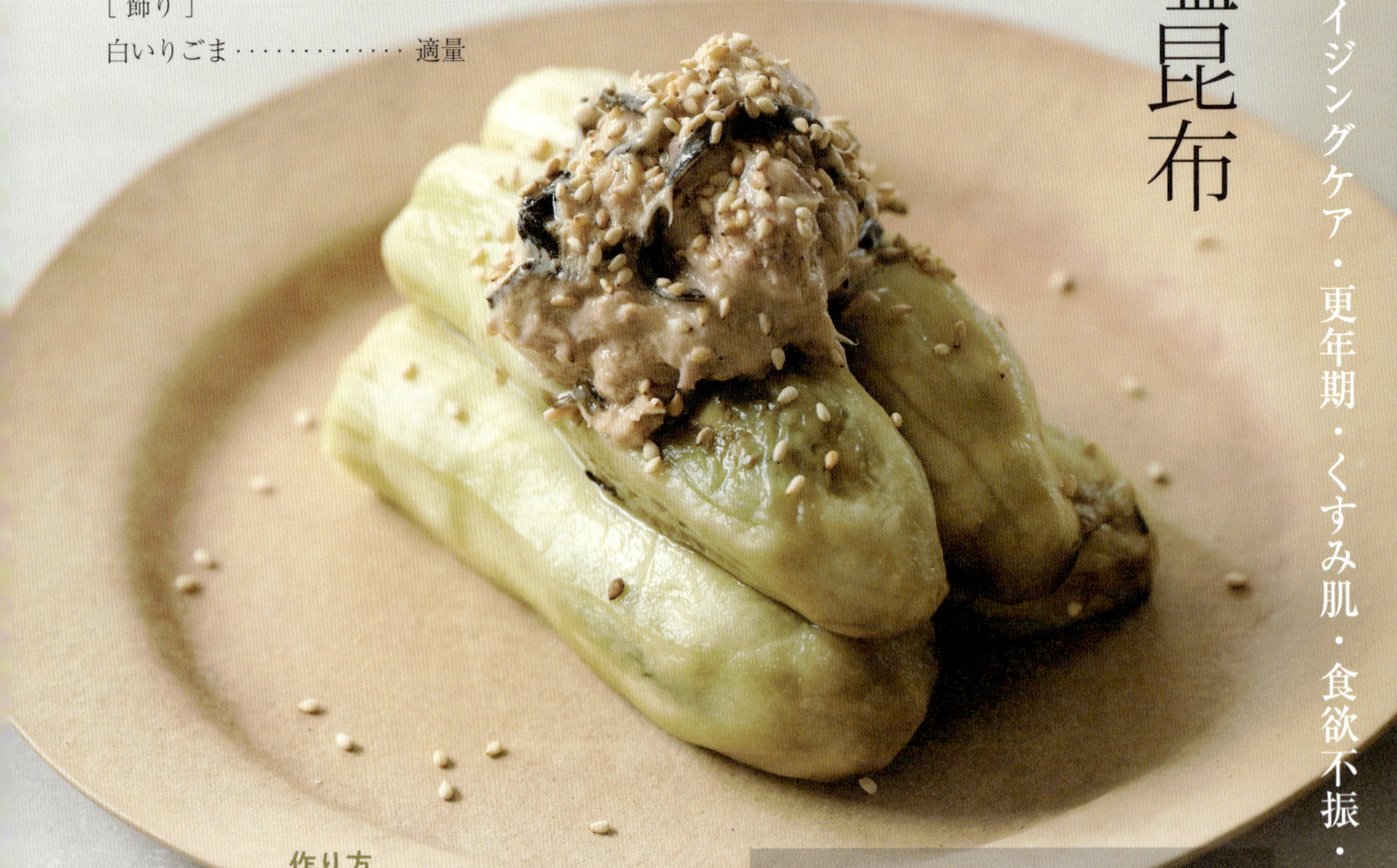

作り方

1　なすは皮を剥き竹串が抵抗なく刺さるまで加熱する（レンジの場合は600Wで4～5分）。

2　ツナの汁気を切って調味料を合わせ、加熱したなすにたっぷりとのせる。いりごまを振る。

［薬膳メモ］

涼性のなすは、こもった熱を取り去り胃腸の働きを高めてくれます。夏バテ防止や予防も期待できるので秋の始まりに選びたい食材。血流も促し、美容効果につながるので、エイジングケアにも役立つツナと合わせましょう。

ポン酢きゅうり

材　料（作りやすい量）

きゅうり……………………4本
塩……………………大さじ1
［調味料］
ポン酢……………………60ml
ごま油……………………大さじ1

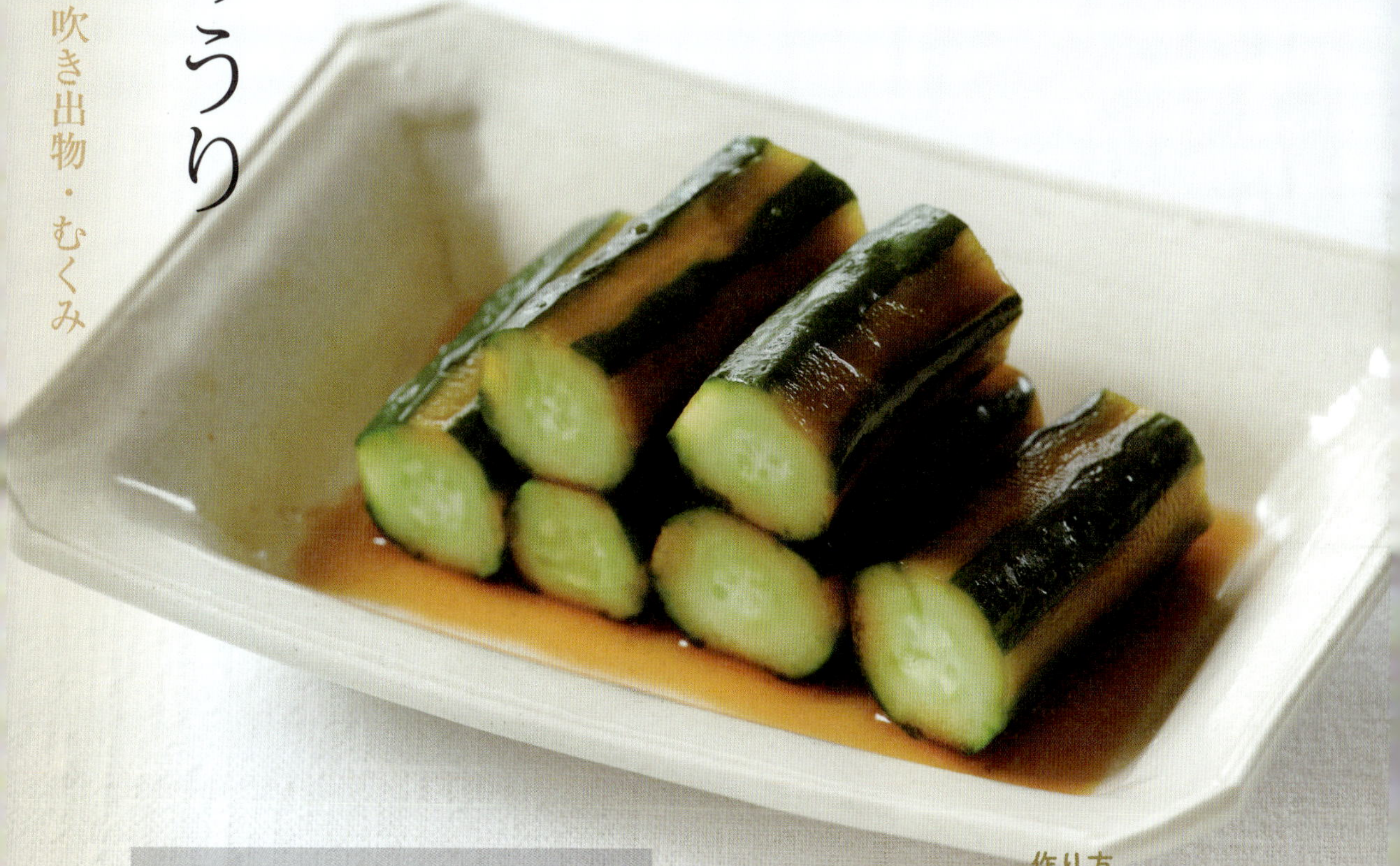

［薬膳メモ］

余分な熱を取り去り、身体を潤す寒性のきゅうりは、むくみや炎症、目の充血を緩和してくれます。さらにポン酢の柑橘の香りはストレスを緩和。まだまだ暑いこの時期に常備しておけば、日々の食卓で大活躍間違いなし。

作り方

1 きゅうりの皮を縞目に数か所剥き、食べやすい大きさに切る。塩を揉み込む。
10分ほど置いて水気を拭き取る。

2 ポン酢とごま油に漬けて3時間以上置く。

秋

処暑

エイジングケア・乾燥・くすみ肌・疲労

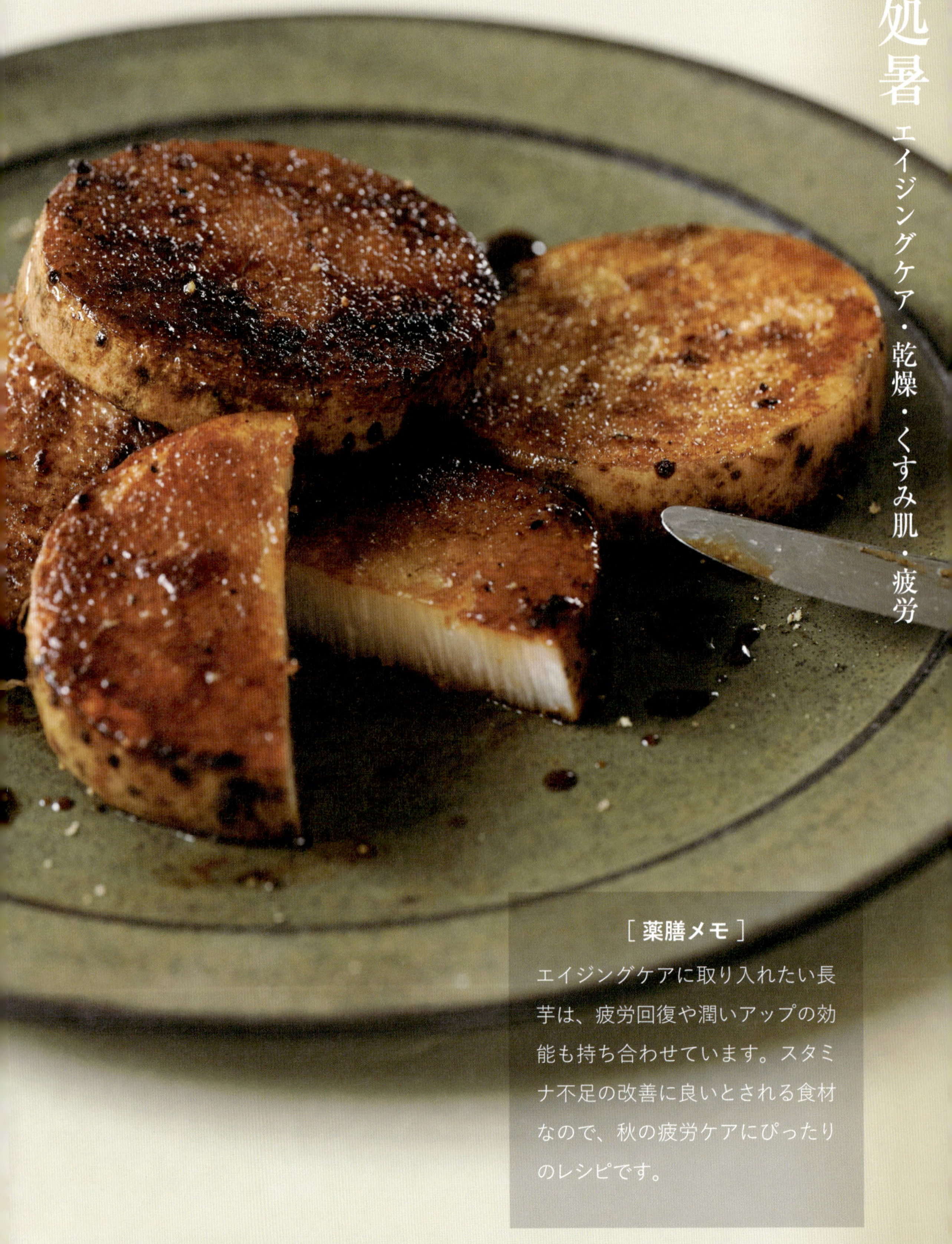

［ 薬膳メモ ］

エイジングケアに取り入れたい長芋は、疲労回復や潤いアップの効能も持ち合わせています。スタミナ不足の改善に良いとされる食材なので、秋の疲労ケアにぴったりのレシピです。

長芋ステーキ
黒胡椒
ガーリックソース

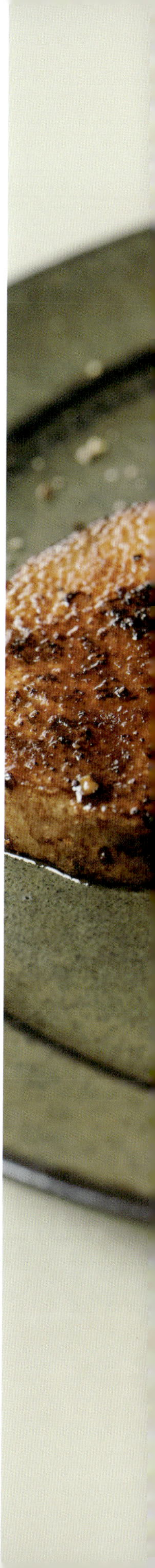

材　料（3～4人分）

長芋(皮付き)・・・・・・・・・・・・・ 300g
オリーブオイル ・・・・・・・・・ 適量
にんにく(スライス)・・・・・・・・・・1片
塩、こしょう ・・・・・・・・・・・ 適量
本みりん・・・・・・・・・・・・大さじ4
濃い口しょうゆ ・・・・・・大さじ3

作り方

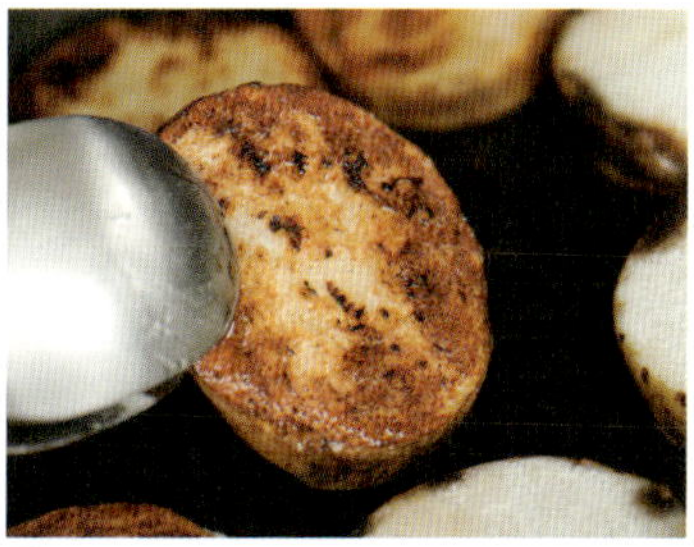

Ⓐひっくり返す時に油が少ないとフライパンにくっついてしまうので、必要であれば油を足しながらキツネ色に焼く

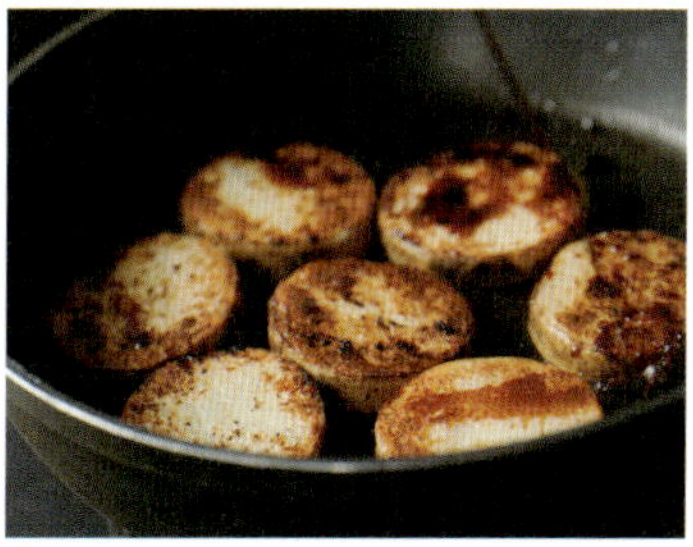

Ⓑしょうゆは、いい香りが立つ程度に焦がす。しょうゆの入れ過ぎに注意

1　長芋は水でしっかり洗い、汚れと根を取り除く。
水気を拭き取り、厚さ7mmの輪切りにする。

2　フライパンにオリーブオイルを入れて長芋を並べ、中火で温める。
油の量を調整しながら両面をこんがり焼くⒶ。
塩、こしょうをかける。

3　オリーブオイルを大さじ1足してにんにくを入れ、香りがでたら本みりんを入れる。アルコールを飛ばし、しょうゆを加えて軽く焦がすⒷ。
長芋とからめる。

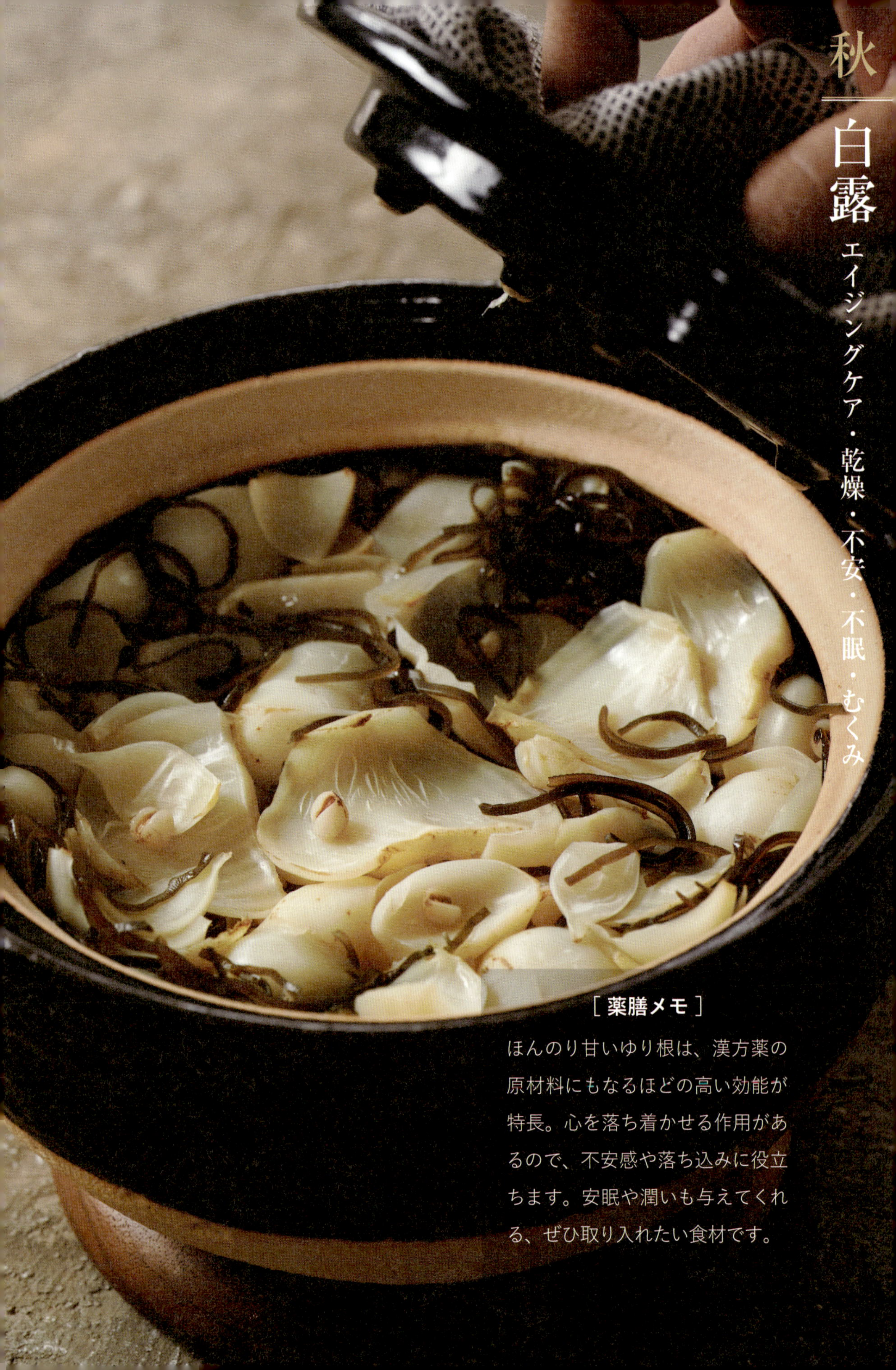

秋

白露

エイジングケア・乾燥・不安・不眠・むくみ

［ 薬膳メモ ］

ほんのり甘いゆり根は、漢方薬の原材料にもなるほどの高い効能が特長。心を落ち着かせる作用があるので、不安感や落ち込みに役立ちます。安眠や潤いも与えてくれる、ぜひ取り入れたい食材です。

はと麦とゆり根の塩昆布の炊き込みご飯

材　料（3～4人分）

米……………………2合
はと麦……………大さじ2
ゆり根………………1個
塩昆布……………適量
塩……………………適量
料理酒……………大さじ1

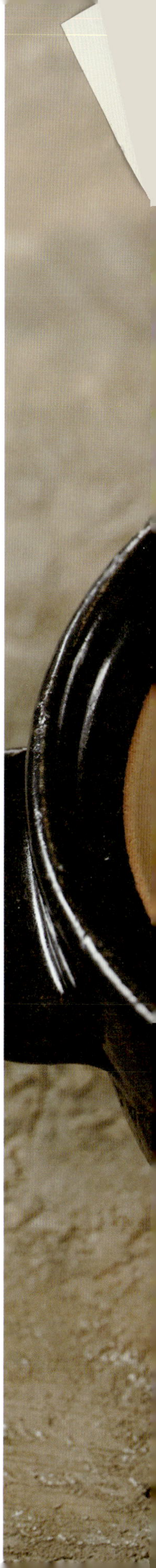

作り方

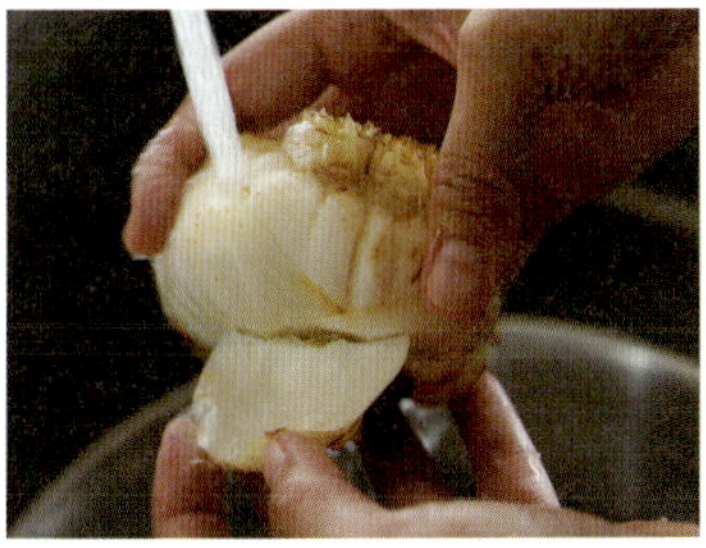

Ⓐ傷つきやすいゆり根はおがくずに入って売られている。1枚ずつはがしながらしっかりと水洗いを

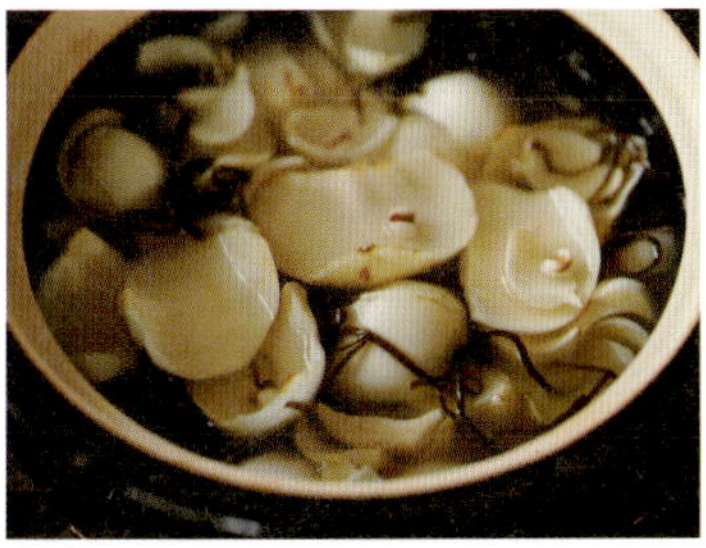

Ⓑ浸水させた米とはと麦に、きれいに洗ったゆり根と塩昆布を入れる。水位は通常と同様でOK

1　米とはと麦を洗い、30分ほど浸水させてざるにあげる。

2　ゆり根を1枚ずつ剥がしてきれいに洗うⒶ。
茶色い部分は削って取り除く。

3　土鍋または炊飯器に①と②、塩昆布、塩・料理酒を入れて炊くⒷ。

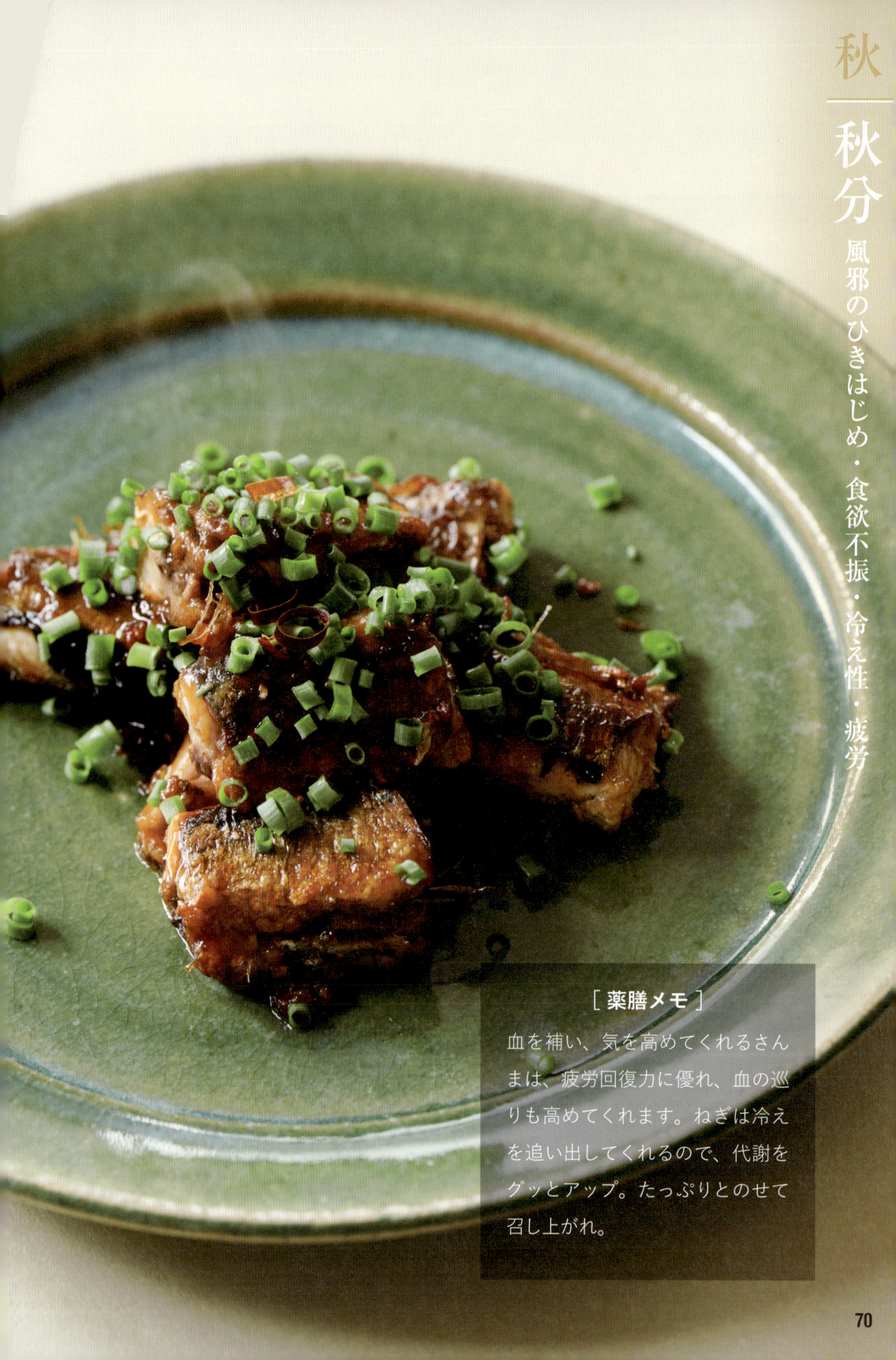

秋分

風邪のひきはじめ・食欲不振・冷え性・疲労

［ 薬膳メモ ］

血を補い、気を高めてくれるさんまは、疲労回復力に優れ、血の巡りも高めてくれます。ねぎは冷えを追い出してくれるので、代謝をグッとアップ。たっぷりとのせて召し上がれ。

さんまのピリ辛揚げ焼き

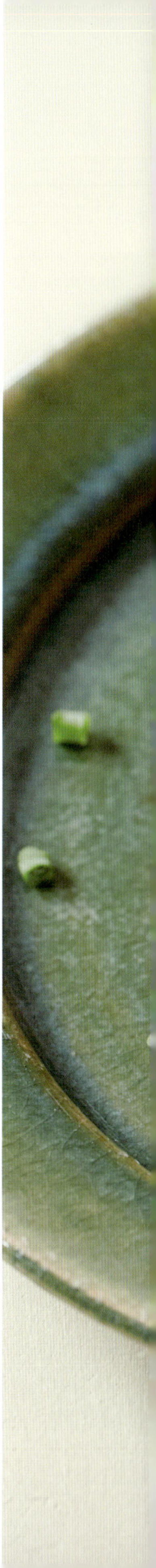

材　料（2人分）

さんま··················2匹
塩···················· 適量
片栗粉 ················ 適量
サラダ油············大さじ2
［ 調味料 ］
しょうゆ、砂糖、料理酒
············各大さじ2
本みりん············大さじ1
酢、豆板醤········各小さじ1
［ 飾り ］
小ねぎ··················1把
赤唐辛子················ 適量

作り方

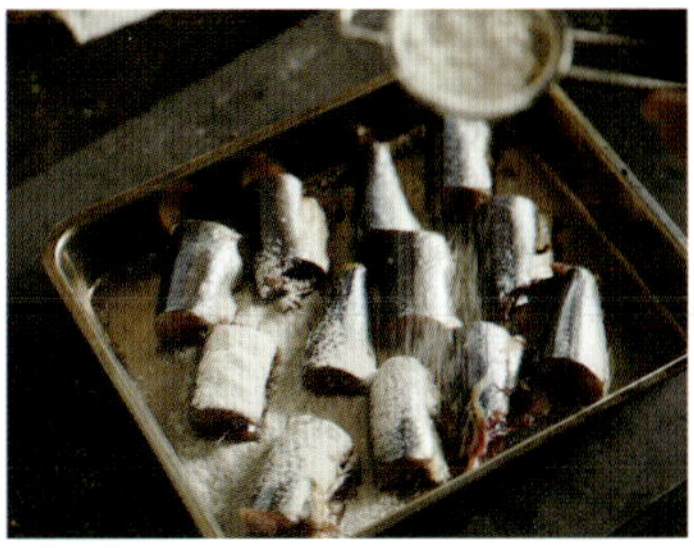

Ⓐ塩をまんべんなく振り、片栗粉はさんまが隠れるくらいまで振りかける

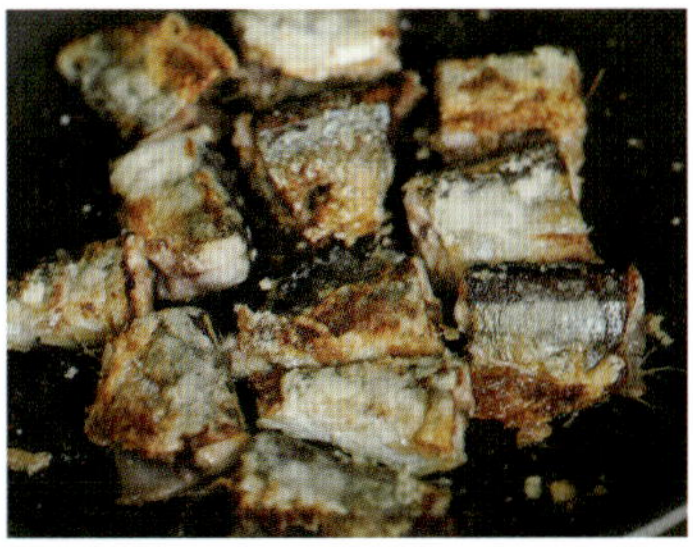

Ⓑ両面こんがりと焼き色を付け、余分な脂はキッチンペーパーで拭き取る

1　さんまの頭と尾を切り落とし、ワタを取り除く。
水洗いしてを水気を拭き取り、4等分に切る。
塩を振って片栗粉を薄くからめるⒶ。

2　調味料を合わせておく。

3　フライパンにサラダ油を熱し、さんまを並べて蓋をする。
両面焼き、余分な脂を拭き取るⒷ。

4　合わせた調味料を加えてさんまに絡める。
器に盛り、小口切りにした小ねぎと種を取って刻んだ赤唐辛子を散らす。

秋分

エイジングケア・冷え・疲労・目の疲れ・めまい

煎り黒豆と小魚のカリカリ シナモン風味

材　料（作りやすい量）

炒り黒大豆	70g
食べる小魚	30g
くこの実	大さじ2
はちみつ	大さじ3
きなこ	大さじ2
シナモン(パウダー)	大さじ1

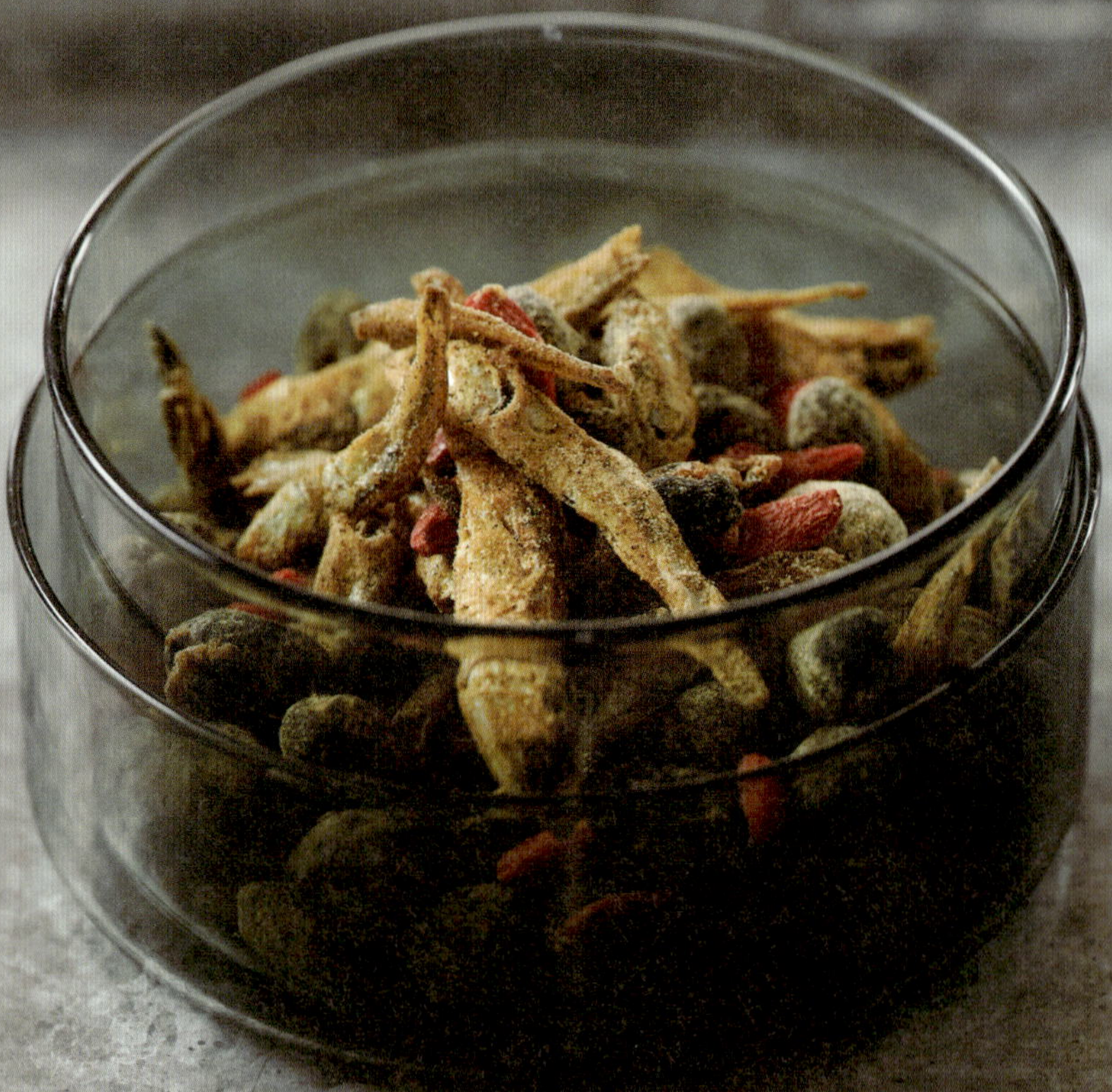

作り方

1 フライパンで大豆と小魚を弱火で炒り、取り出す。

2 同じフライパンにはちみつを入れて加熱する。

3 大豆と小魚を戻して絡め、くこの実ときなこ、シナモンをまぶす。

［ 薬膳メモ ］

黒豆や小魚、薬膳の代表食材のくこの実は、エイジングケア効果を期待できる食材。胃腸の働きも高めながら、冷え対策を手伝うシナモンの力も借りて、巡りをアップしながら疲労を回復しましょう。

秋分

乾燥・口内炎・二日酔い・便秘

焼き柿

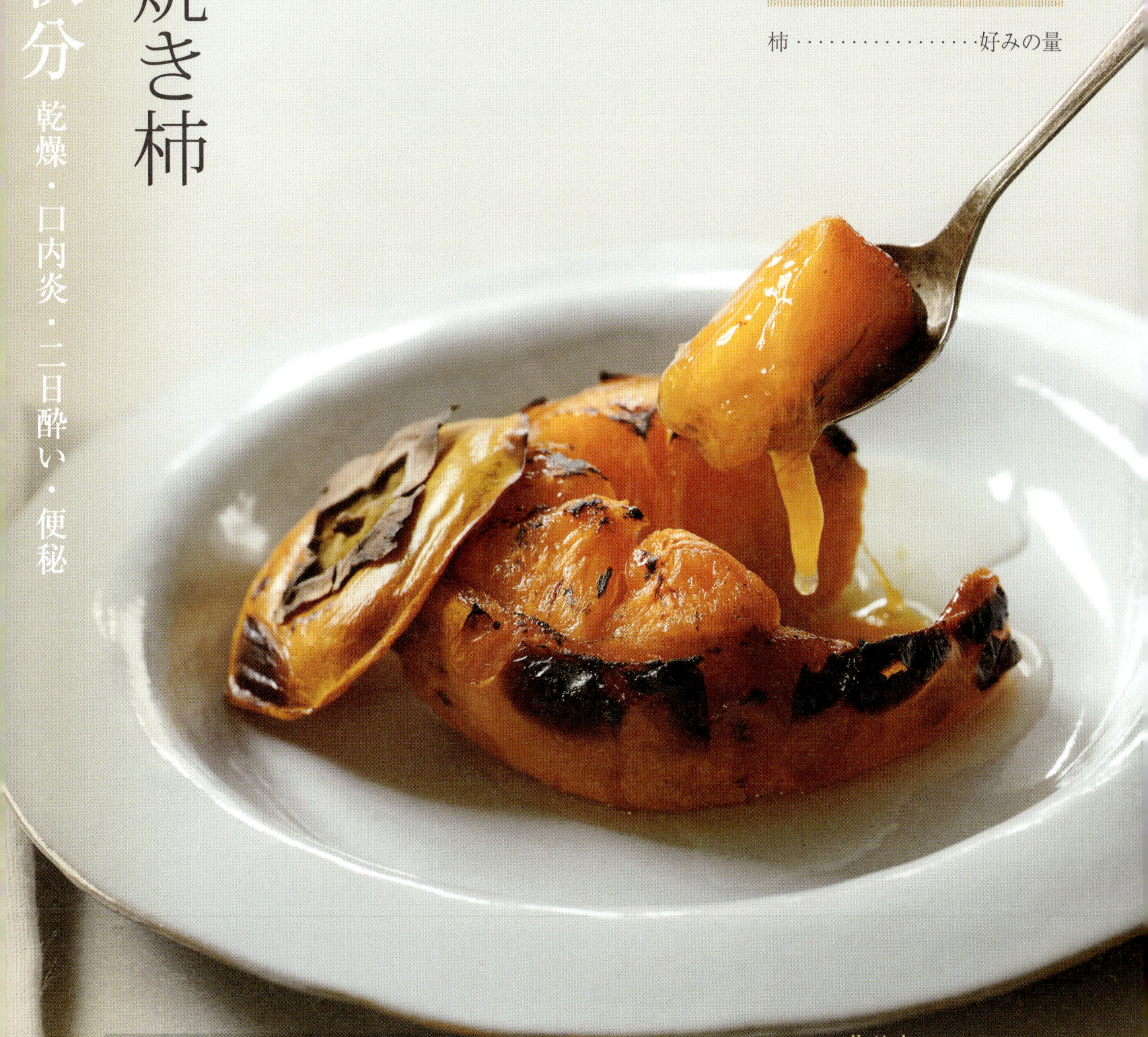

材　料（作りやすい量）

柿 ･････････････････好みの量

作り方

1　柿のヘタを切り落とし、十字に切れ目を入れる。魚焼きグリルで6～8分くらい焼く。

［ 薬膳メモ ］

口内炎や便秘など、こもった熱を排出してくれる柿。元々は冷やす効能を持つ果物なので、そのまま食べるとクールダウンとともに潤いもアップします。冷えが気になる季節には冷やしすぎずに召し上がってください。

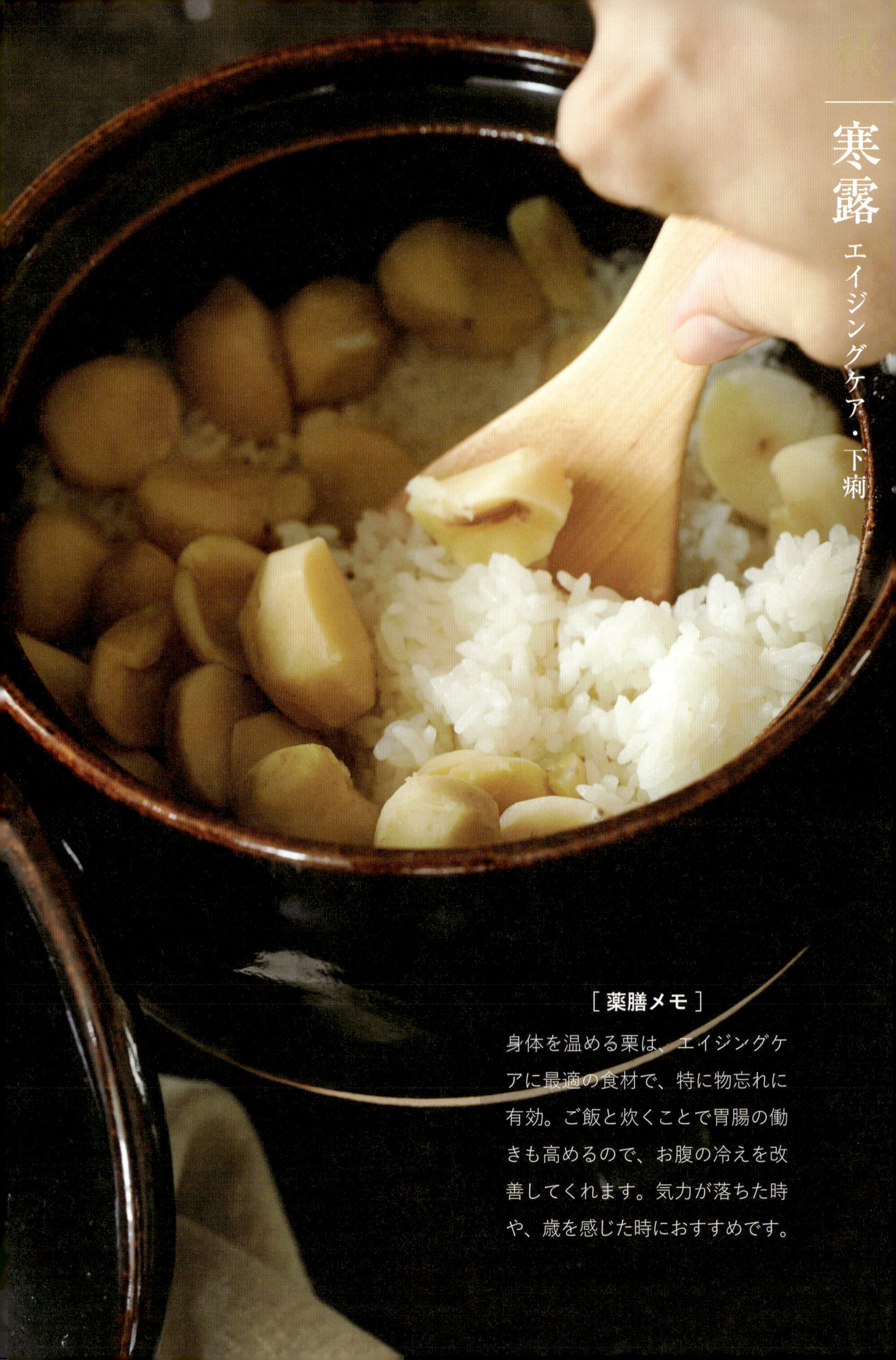

寒露

エイジングケア・下痢

[薬膳メモ]

身体を温める栗は、エイジングケアに最適の食材で、特に物忘れに有効。ご飯と炊くことで胃腸の働きも高めるので、お腹の冷えを改善してくれます。気力が落ちた時や、歳を感じた時におすすめです。

栗ご飯

材　料（3～4人分）

栗 …………………… 250g
米 ……………………… 2合
塩 ……………… 小さじ1
料理酒 …………… 大さじ1

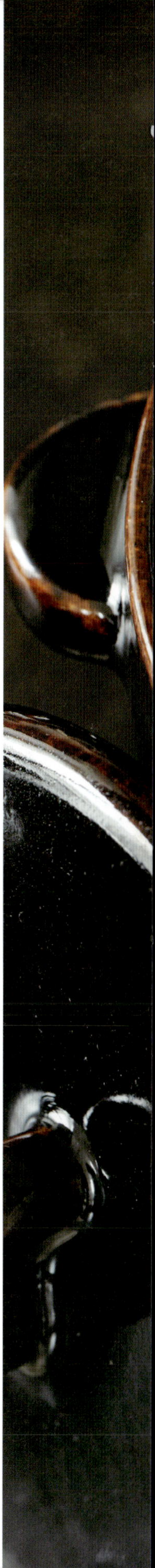

作り方

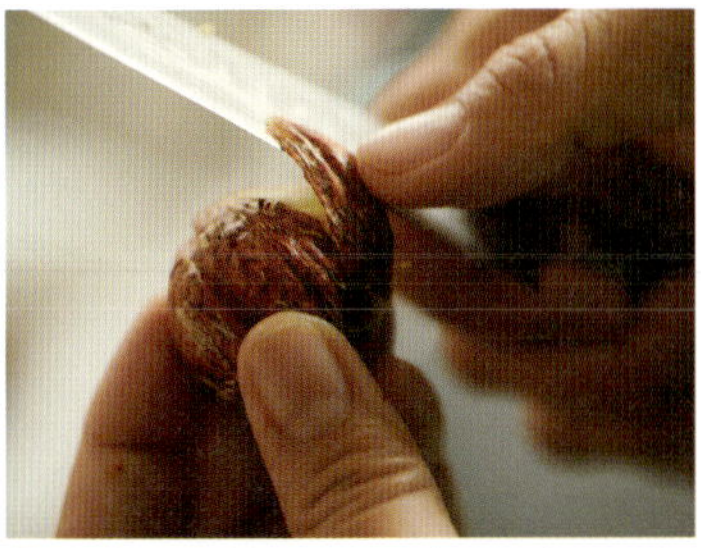

Ⓐ鬼皮は両側面を下に向けて包丁で剥くと、手前側と裏側が簡単にはがれる。渋皮もきれいに剥く

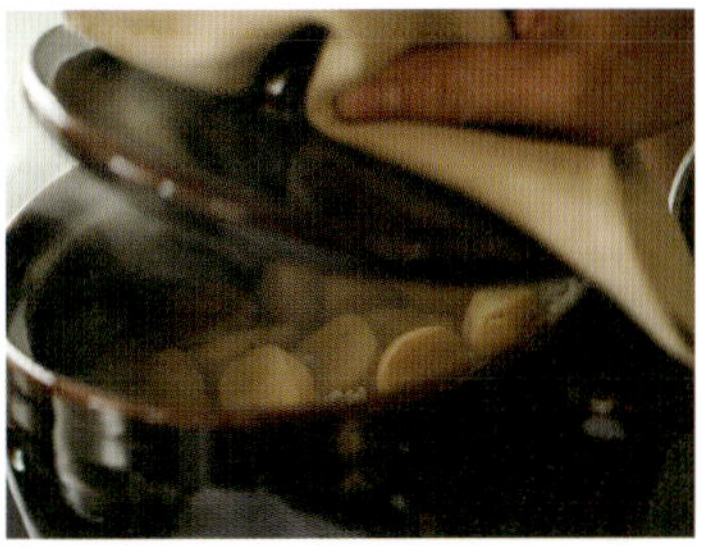

Ⓑ炊飯は土鍋でも炊飯器でも。炊きあがったらすぐに全体を混ぜる

1　栗を15分ほど水に浸け、鬼皮と渋皮を剥くⒶ。

2　米をといで30分ほど浸水し、水を切る。通常通りの水を入れ、塩と料理酒を加えてよく混ぜる。栗をのせる。

3　炊飯器や土鍋で炊飯するⒷ。

秋

寒露

胃腸の不調・下痢・疲労・便秘・むくみ

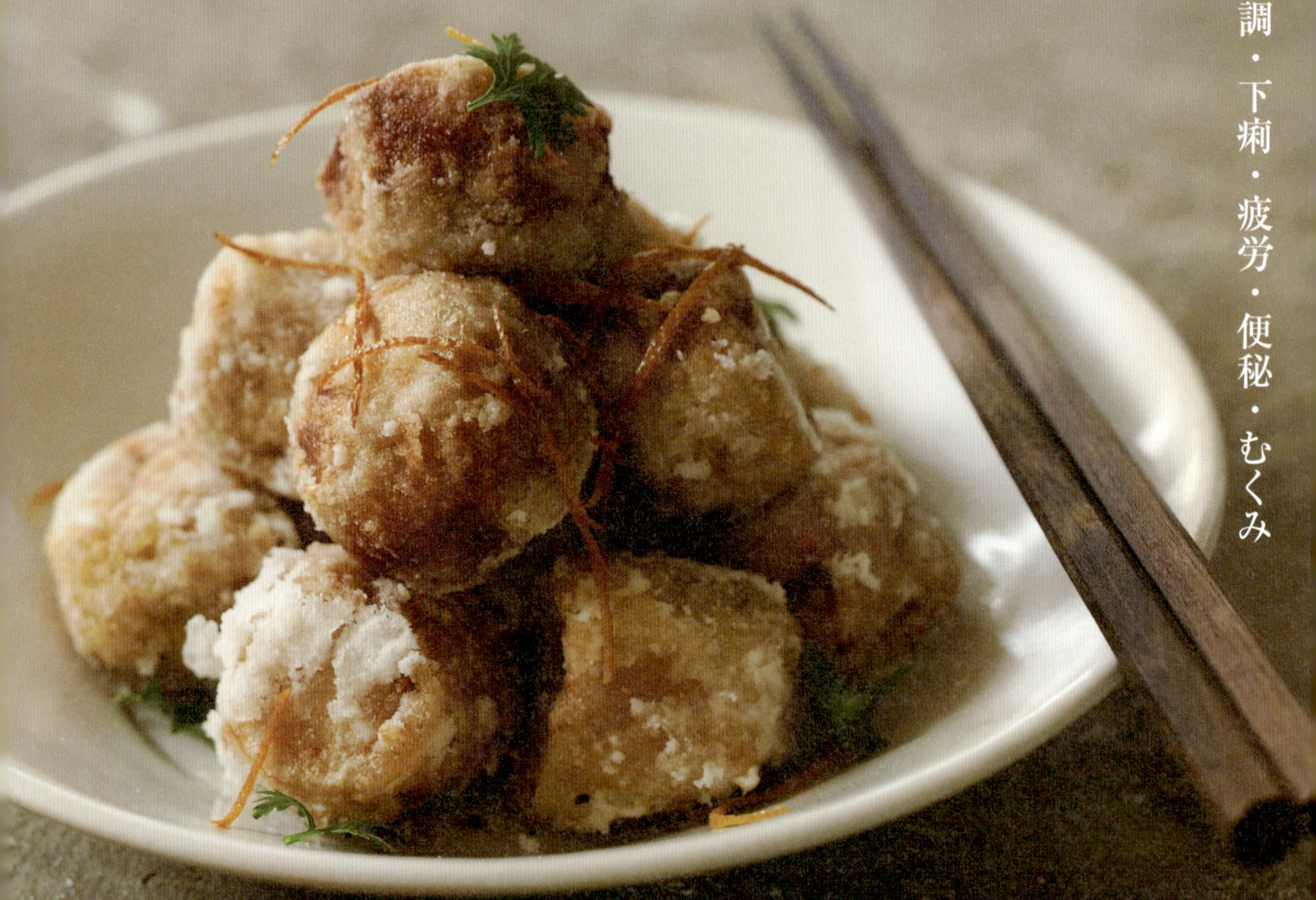

［薬膳メモ］

胃の働きの不調による消化力の低下を、回復に導く里芋。胃を丈夫にするので、便秘や下痢にもアプローチ。身体の余分な水分を排出してくれる働きが高いので、むくみの緩和にもつながります。

里芋の柚子風味唐揚げ

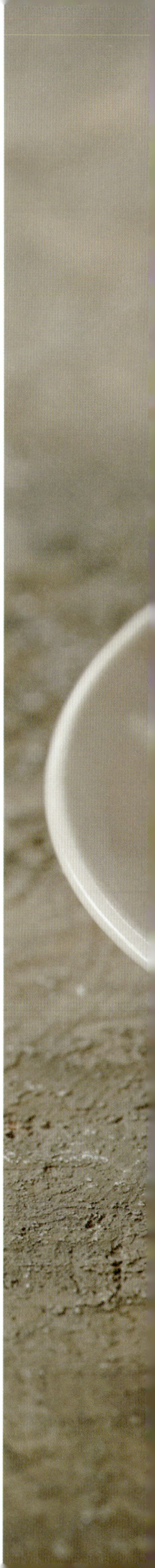

材　料（作りやすい量）

里芋 ……………… 5～6個
片栗粉 ………………… 適量
サラダ油………………… 適量
［ 調味料 ］
2倍濃縮めんつゆ …… 大さじ2
おろしにんにく ……… 小さじ1
おろし生姜………… 小さじ1
［ 仕上げ ］
塩 …………………… 少々
柚子の皮（千切り）………… 少々
パセリみじん切り ……… 少々

作り方

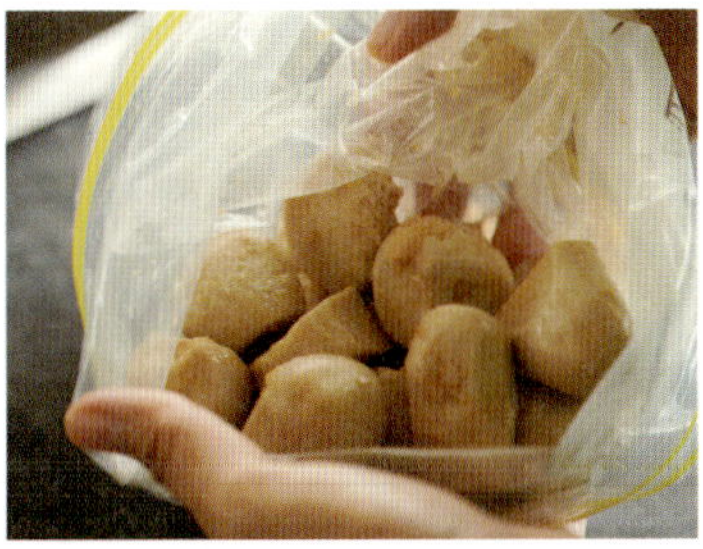

Ⓐ里芋に調味料がよく染み込むように、必ず熱いうちにポリ袋に。余分な漬けダレはキッチンペーパーでよく拭き取る

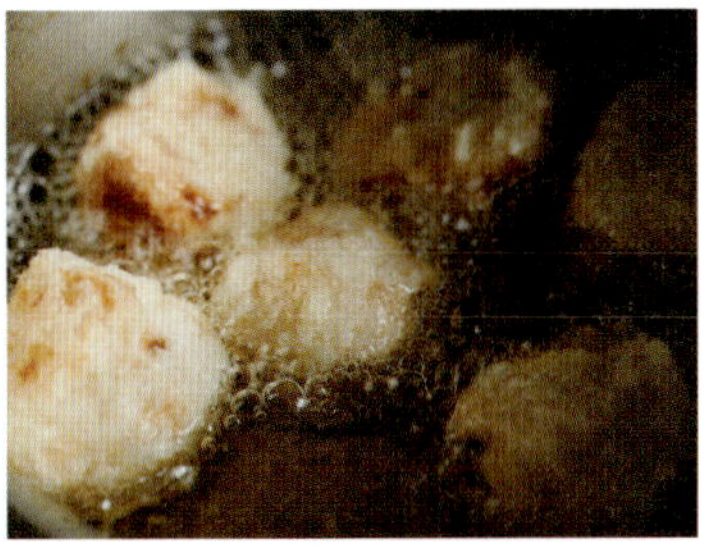

Ⓑこんがりと美味しそうな色が付くまで揚げる

1　里芋を水で洗い、皮の周りに一周切れ目を入れる。ラップをかけ、電子レンジ600Wで5分加熱する。皮を剥いてひと口大に切る。

2　ポリ袋にすべての調味料と熱いままの里芋を入れるⒶ。
よく絡めて空気を抜きながら口を閉め、粗熱が取れるまで寝かせる。

3　片栗粉をしっかりとまぶす。

4　余分な片栗粉を落とした里芋を、180℃に熱した油で揚げるⒷ。

5　色よく揚がったら塩を振り、盛り付ける。仕上げに柚子の皮とパセリを散らす。

秋

霜降

胃腸の不調・イライラ・エイジングケア・乾燥・
貧血・疲労・のどの痛み・目の疲れ・めまい

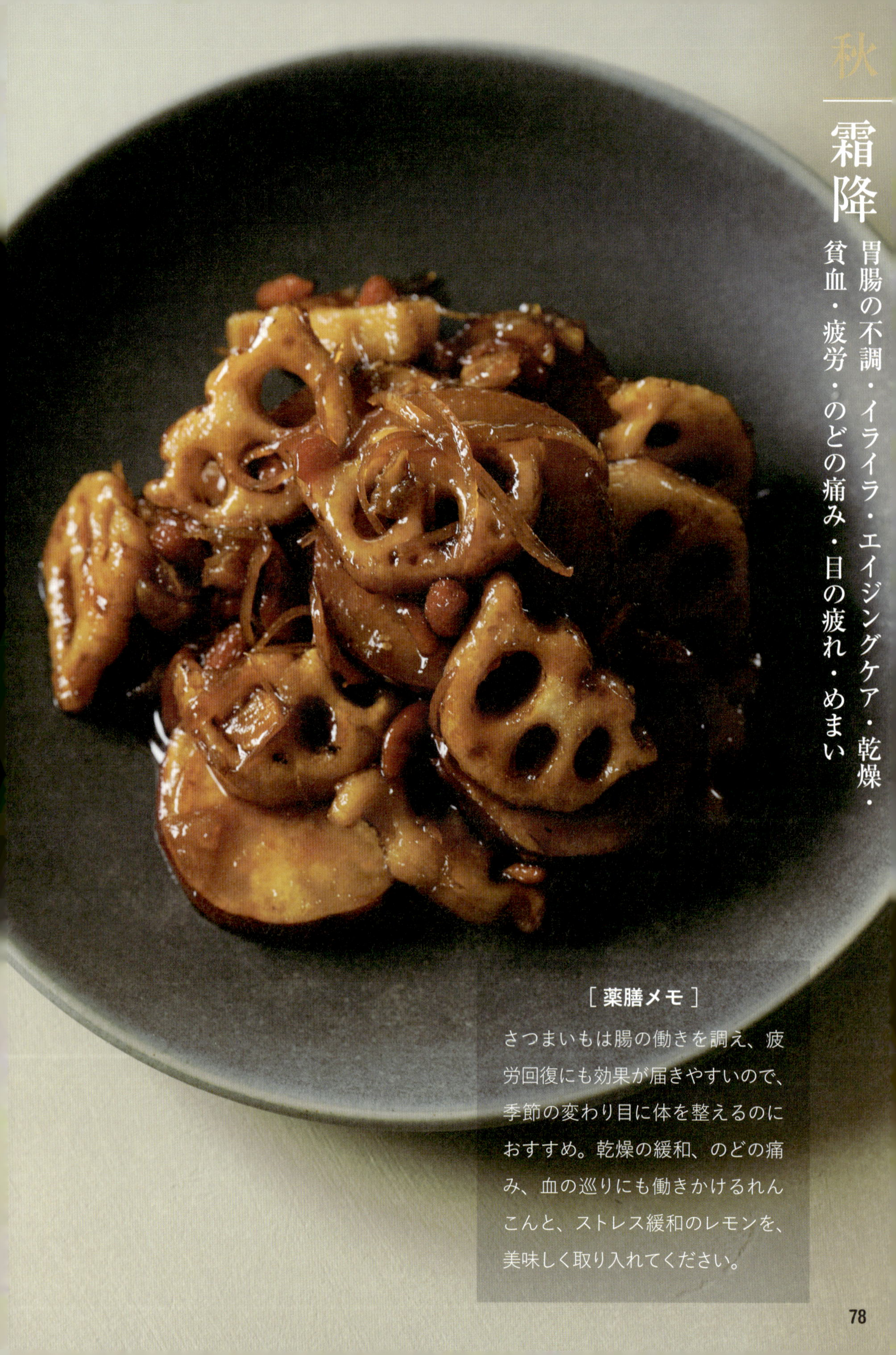

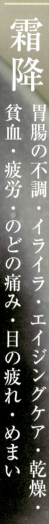

［ 薬膳メモ ］

さつまいもは腸の働きを調え、疲労回復にも効果が届きやすいので、季節の変わり目に体を整えるのにおすすめ。乾燥の緩和、のどの痛み、血の巡りにも働きかけるれんこんと、ストレス緩和のレモンを、美味しく取り入れてください。

甘辛レモン風味のさつまいも

材料（3～4人分）

さつまいも……………1本
れんこん……………300g
塩……………適量
片栗粉……………大さじ3～
オリーブオイル……………適量
くこの実……………適量
［調味料］
本みりん……………50ml
しょうゆ……………50ml
レモンはちみつ（みじん切りのレモンの果肉半分とはちみつ大さじ2）……………大さじ3～

作り方

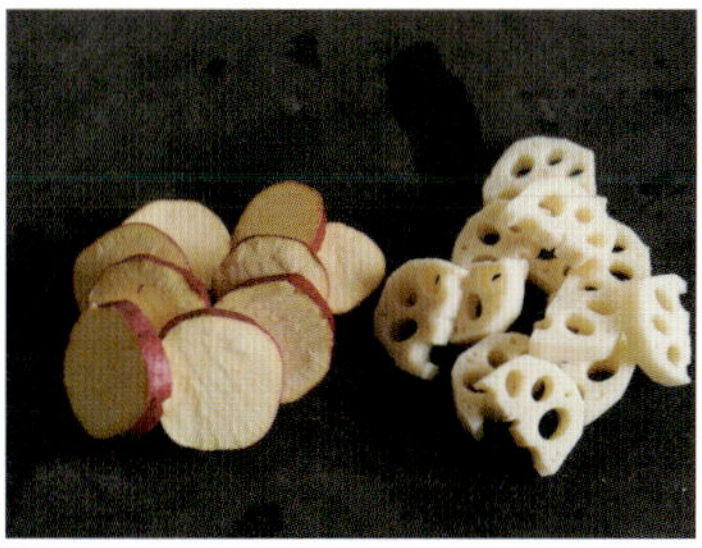

Ⓐれんこんは皮を剥く。さつまいもとれんこんの厚みをそろえてカットする。

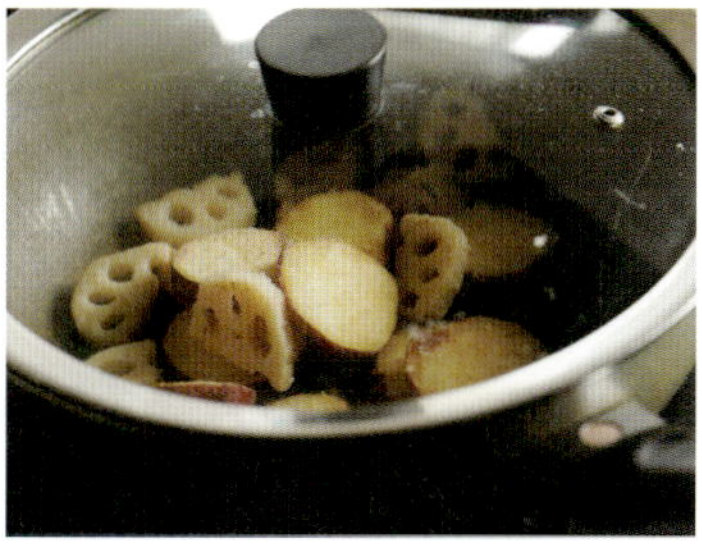

Ⓑまんべんなく片栗粉をまぶし、全体に焼き目を付けながら蒸し焼きにする

1 さつまいもとれんこんを切るⒶ。塩と片栗粉をまぶす。

2 フライパンにオリーブオイルをひく。①を入れて蓋をし、蒸し焼きにするⒷ。

3 爪楊枝などを刺して火の通りを確認したらくこの実を加え、調味料を絡める。

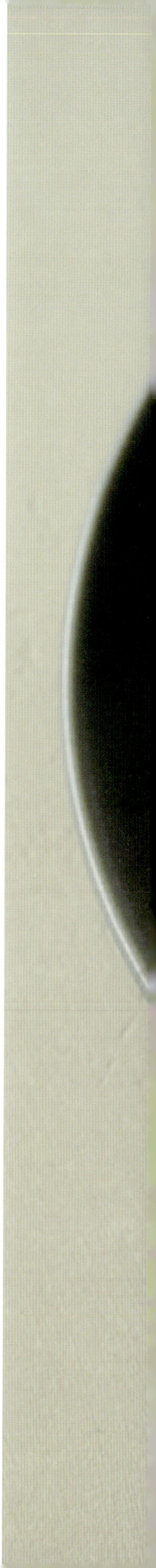

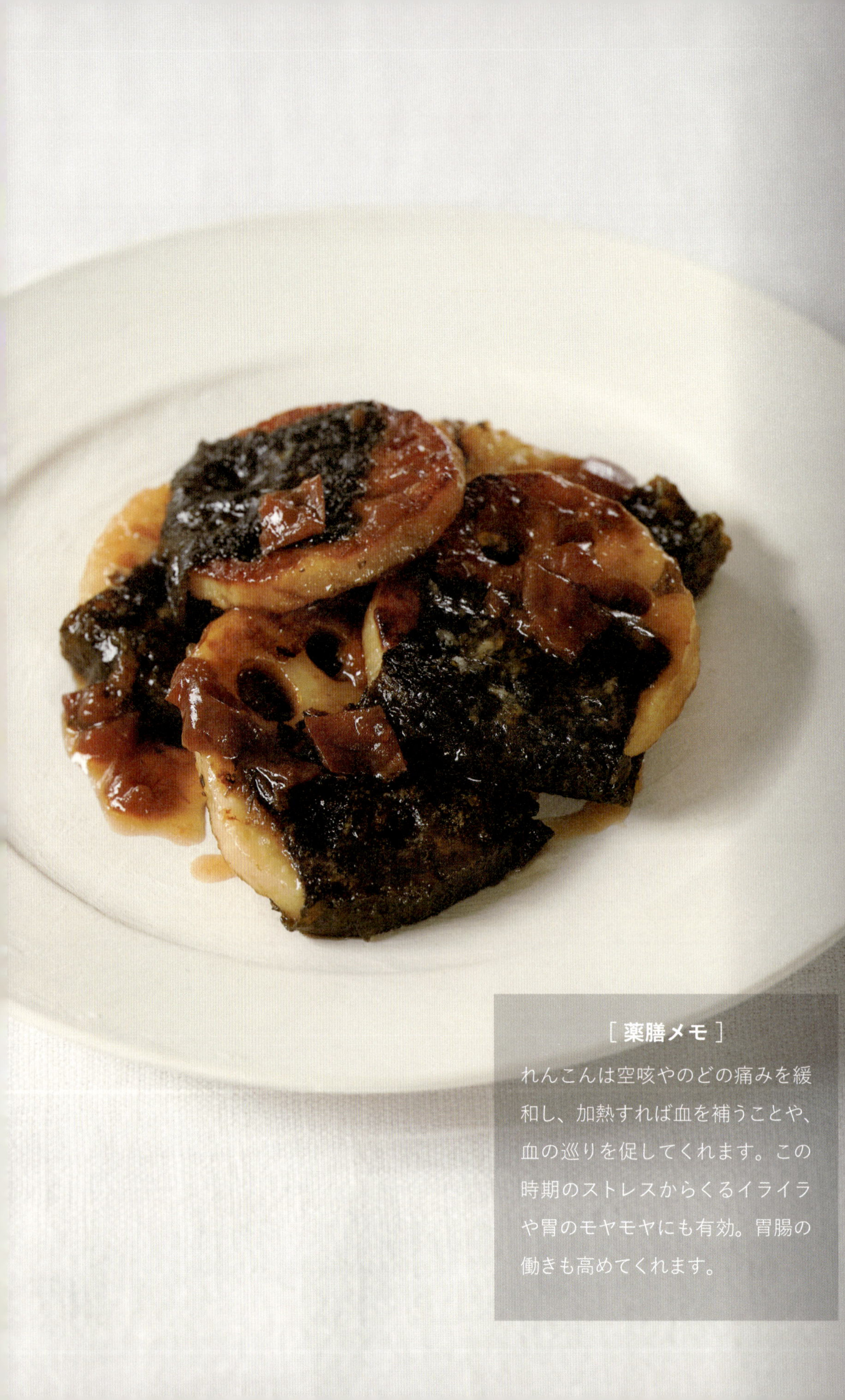

秋

霜降

イライラ・鬱々した気持ち・エイジングケア・乾燥・下痢・多汗・疲労・貧血・のどの痛み

［ **薬膳メモ** ］

れんこんは空咳やのどの痛みを緩和し、加熱すれば血を補うことや、血の巡りを促してくれます。この時期のストレスからくるイライラや胃のモヤモヤにも有効。胃腸の働きも高めてくれます。

梅のりれんこん

材　料（4～5人分）

れんこん・・・・・・・・・・・・・・・ 300g
のり・・・・・・・・・・・・・・・・・・・2枚
片栗粉 ・・・・・・・・・・・・・・・・ 適量
ごま油・・・・・・・・・・・・・・・・・ 適量
［ 調味料 ］
梅干し・・・・・・・・・・・・・・・・・1.5 個
２倍濃縮めんつゆ ・・・・・・・ 50ml
はちみつ・・・・・・・・・・・・大さじ１

作り方

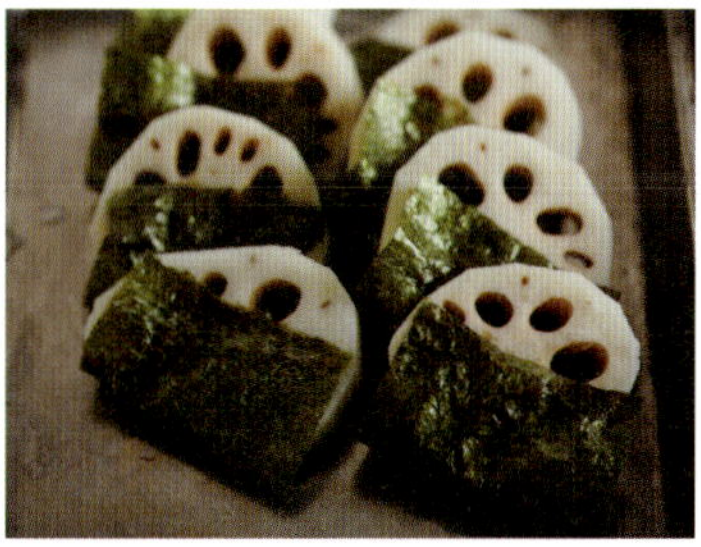

Ⓐ板のりを8等分し、れんこんをくるむ。のりのサイズはれんこんに合えば OK

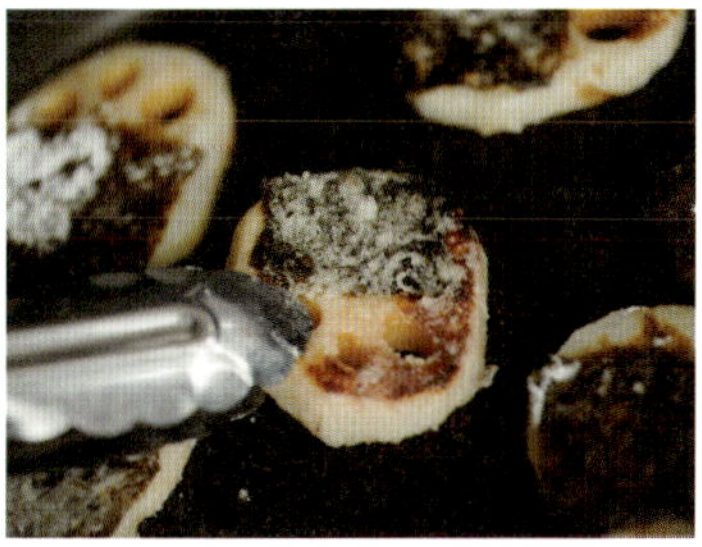

Ⓑうっすらと焼き色を付け、タレはさっと絡める

1　れんこんを厚さ１cm に切る。水に５分ほどさらして水気を軽く切る。

2　のりを８等分に切ってれんこんに巻きつけ、片栗粉をまぶすⒶ。

3　梅干しをたたいて細かくし、すべての調味料を合わせる。

4　ごま油をひいて熱したフライパンに②を並べて蓋をして焼くⒷ。両面に焼き色がついたら③のタレを絡める。

エイジングケア・乾燥・冷え性

和栗のシナモンジャム

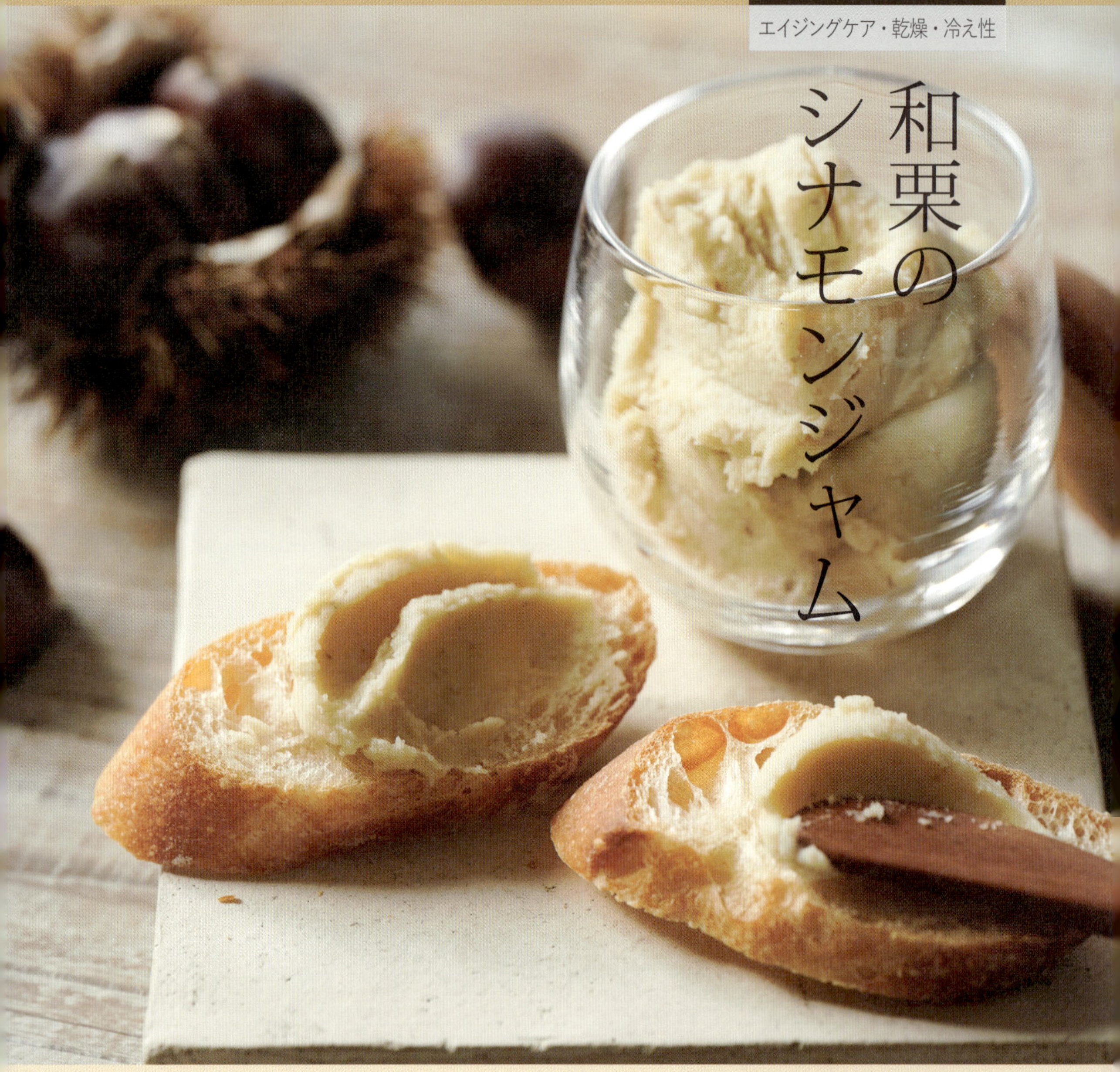

材　料（作りやすい量）

- むき栗（国産）……………………400g
- 牛乳 ………………………………300ml
- バター……………………………20g
- 砂糖 ………………………………45g 〜
- シナモン（スティック）……………2本
- シナモン（パウダー）………………小さじ1

作り方

1 厚底の鍋に、栗とすべての材料を入れて火にかける。

2 弱火でゆっくり混ぜながら煮る。
栗がやわらかくなったら、潰しながら煮汁にスジができるくらいまで煮詰める。
濃度が出てきたらシナモンスティックを取り出して完成。

冬
winter

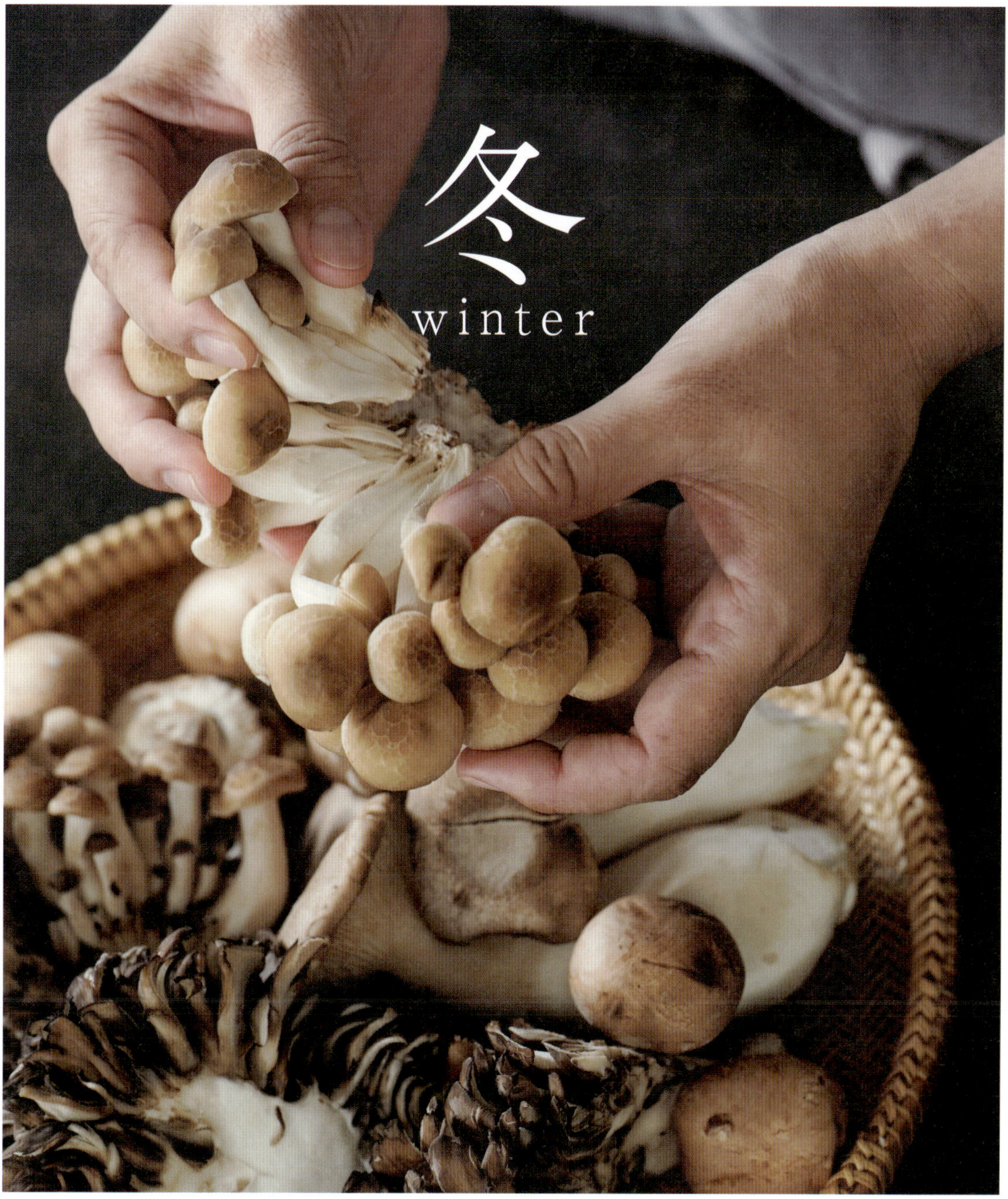

立《りっ》冬《とう》（11月7日頃～）

小《しょう》雪《せつ》（11月22日頃～）

大《たい》雪《せつ》（12月7日頃～）

冬《とう》至《じ》（12月22日頃～）

小《しょう》寒《かん》（1月5日頃～）

大《だい》寒《かん》（1月20日頃～）

冬に取り入れたい食材

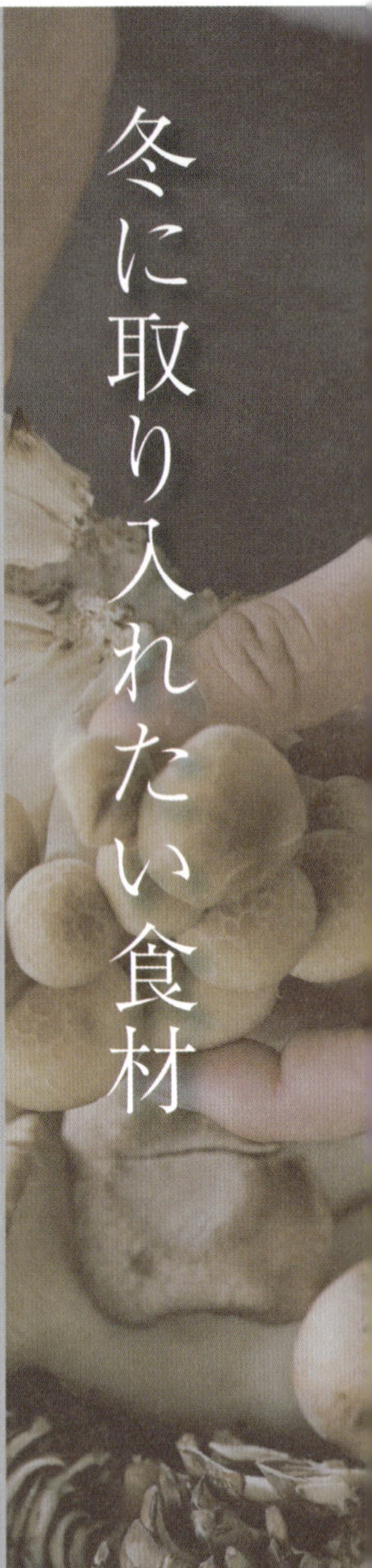

植物が枯れ、動物は冬眠する、陰がもっとも盛んな季節。寒く乾燥するので、スパイスや辛味のある野菜で身体を温める食材を選びましょう。また、食べるときは必ず温めることも大切です。

かぼちゃ

元気が出ない、疲れが取れないときに取り入れたい食材。温性なので冷えの改善も期待できます。

りんご

余分な熱を抑える作用があるので、イライラやのぼせの改善に有効。下痢や便秘、二日酔いにも◎。

オレンジ

さわやかな香りが食欲を増進させ、お腹の働きを整えます。乾燥や発熱、便秘にもアプローチ。

かぶ

胃を温めるので、消化不良の改善に効果があります。潤いも与えるので、肌トラブルやほてりにも有効。

くるみ

身体を温め、腎の機能を補うので、疲労回復や白髪、腰痛に効果的。腸の潤いもアップさせます。

舞茸

五臓の働きを高め、気を補います。体力不足や冷え性の人に適した食材です。

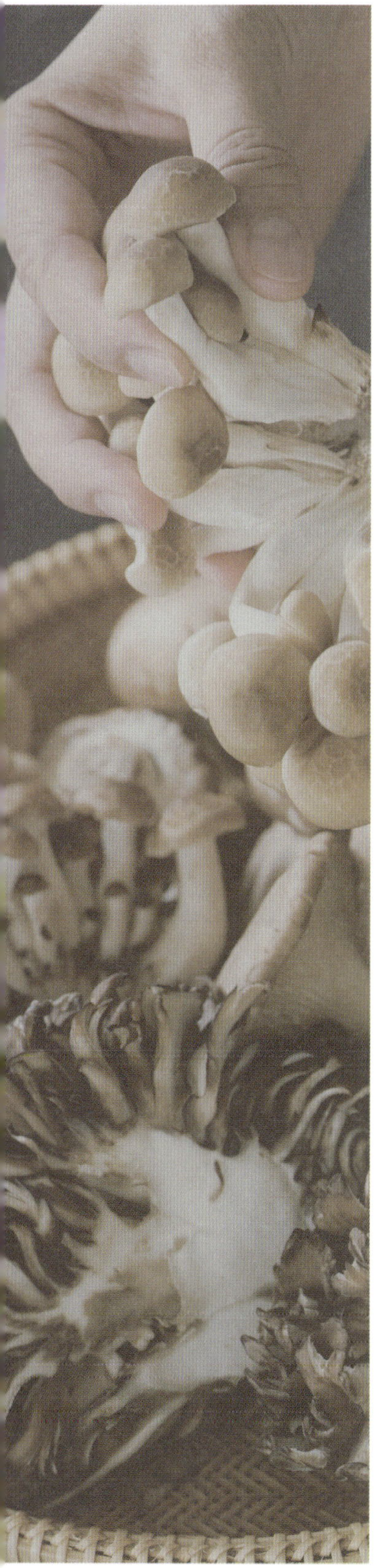

ねぎ

冷えからくる痛みや悪寒に作用します。発汗を促すので風邪の特効薬にもってこいの食材です。

牡蠣

栄養不足を解消し身体を潤します。血を補うので不眠や生理不順、肌のツヤがよくなり、たるみ防止も。

ラム肉

身体を温める強い作用があり、冷えはもちろん食欲不振や下痢にも効果的。体力を回復し老化も予防。

あずき

高い利尿作用がむくみを改善します。解毒作用もあるので吹き出物やのどの痛みも抑えてくれます。

柚子

実は食欲不振や二日酔いに、皮はイライラやお腹の張りに作用します。喉のトラブルにも◎。

春菊

過剰な肝の働きをなだめ、胃の不調を和らげます。ストレスや食欲不振、のどの痛みに有効です。

鮭

内臓を温めるので、便秘や腹痛、食欲不振に効果があります。疲れや肩こりにも効果が届きます。

人参

五臓を調和する食材。胃もたれや体力不足のほか、めまいや月経不順、目の疲れや充血にも作用します。

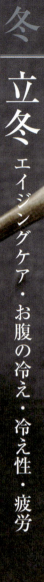

立冬

エイジングケア・お腹の冷え・冷え性・疲労

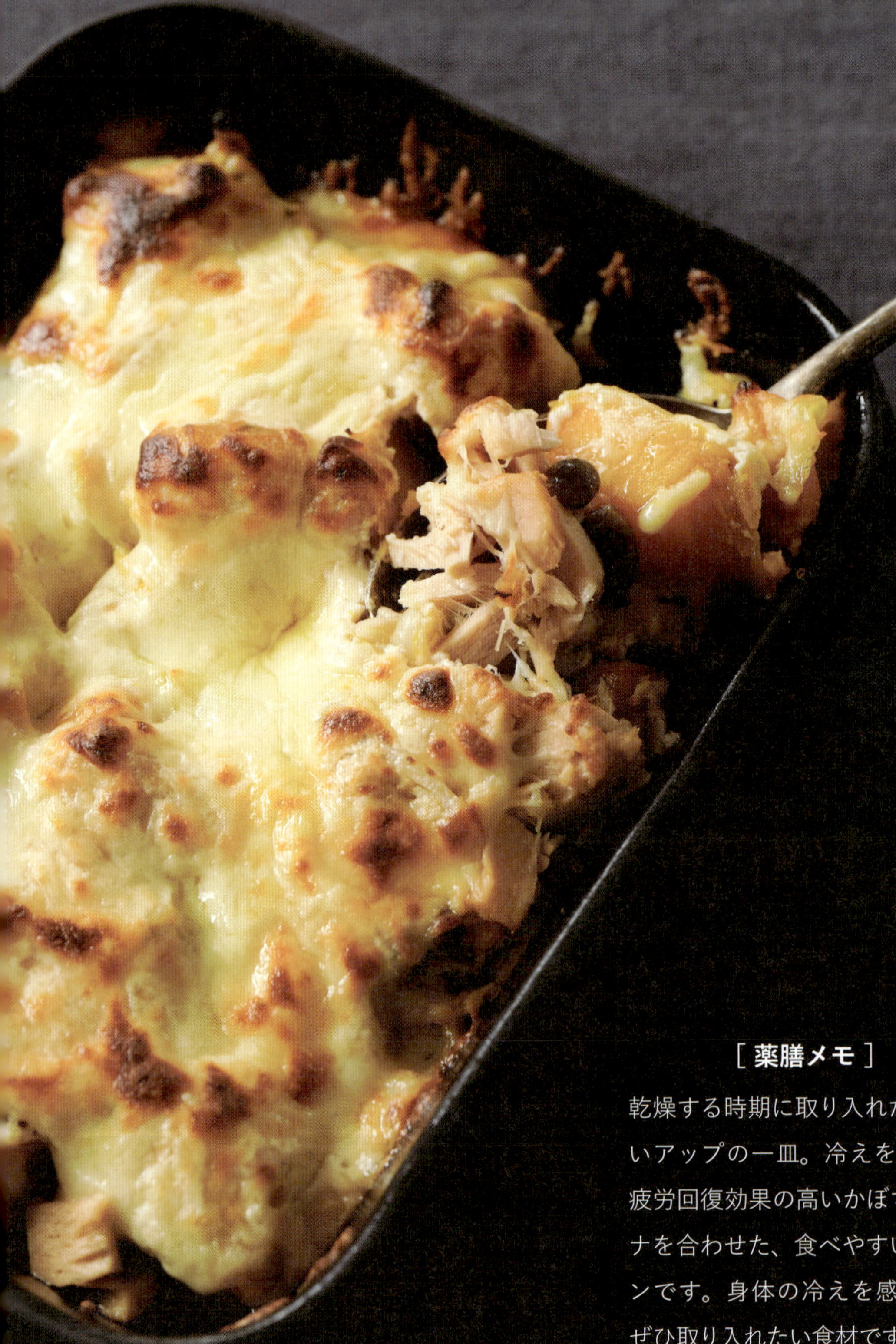

[薬膳メモ]

乾燥する時期に取り入れたい、潤いアップの一皿。冷えを緩和し、疲労回復効果の高いかぼちゃにツナを合わせた、食べやすいグラタンです。身体の冷えを感じたら、ぜひ取り入れたい食材です。

かぼちゃとツナと豆腐のグラタン

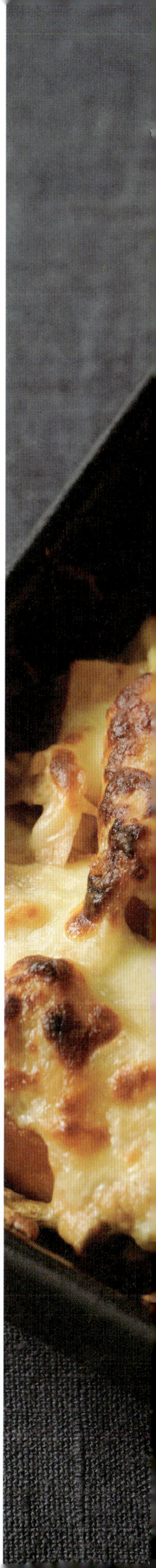

材　料（2人分）

かぼちゃ	1/4個
玉ねぎ	1/2個
しめじ	50g
ツナ	100g
塩	適量
豆腐(絹)	150g
しょうゆ	大さじ1/2
オリーブオイル	大さじ1
塩麹	大さじ2
ピザ用チーズ	適量

作り方

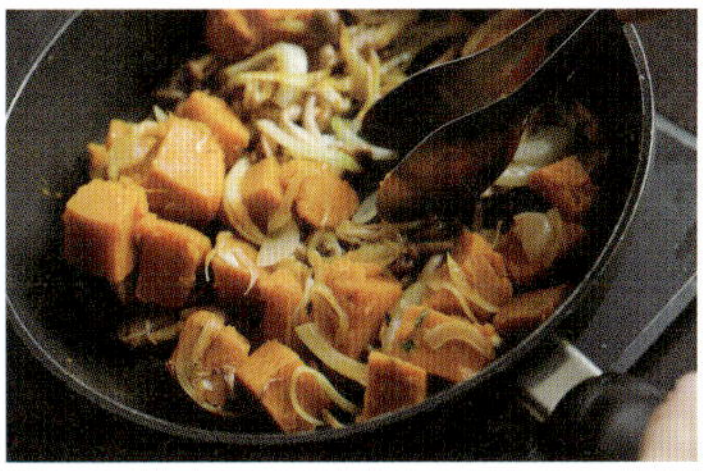

Ⓐかぼちゃのサイズは小さめのひと口大。玉ねぎとしめじがしんなりしたら、かぼちゃとツナを加える

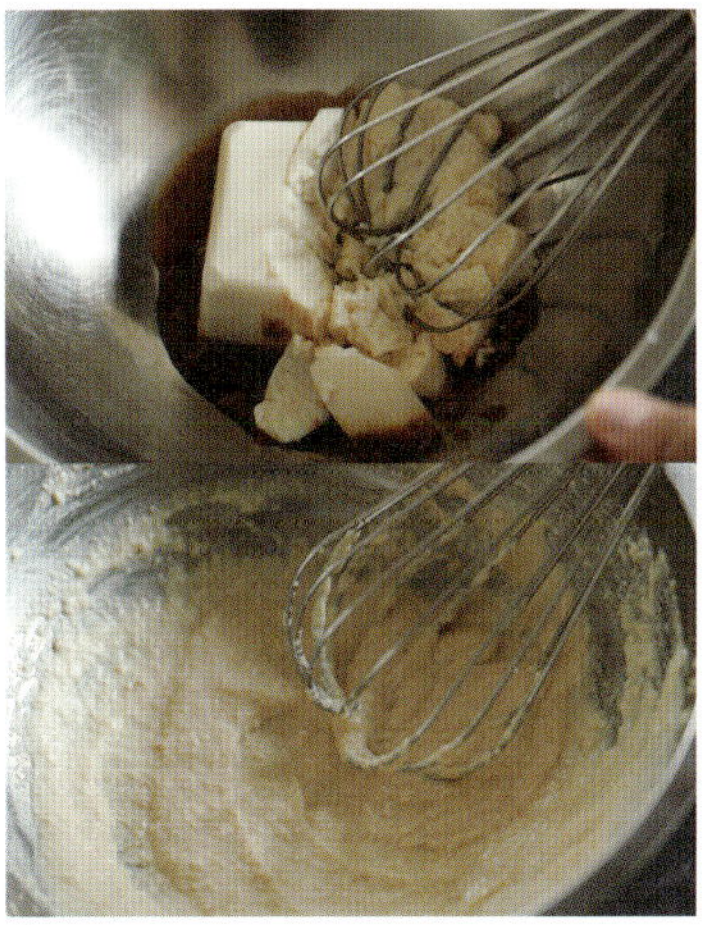

Ⓑ豆腐は崩しながら、なめらかになるまで混ぜ合わせる

1　かぼちゃの種を取り除き、皮を剥く。小さめのひと口大に切り、電子レンジ600Wで3分加熱する。玉ねぎを薄切りにし、しめじは石付きを取ってバラしておく。

2　フライパンにオリーブオイル(分量外)をひき、玉ねぎとしめじを炒めるⒶ。
かぼちゃとツナ、塩をひとつまみ加えて和える。

3　ボウルに豆腐とオリーブオイル、しょうゆ、塩麹を入れ、泡立て器でよく混ぜるⒷ。

4　グラタン皿に②を入れ、上から③をかける。ピザ用チーズをのせて250℃に熱したオーブンで5分焼く。チーズに焦げ目を付ける。

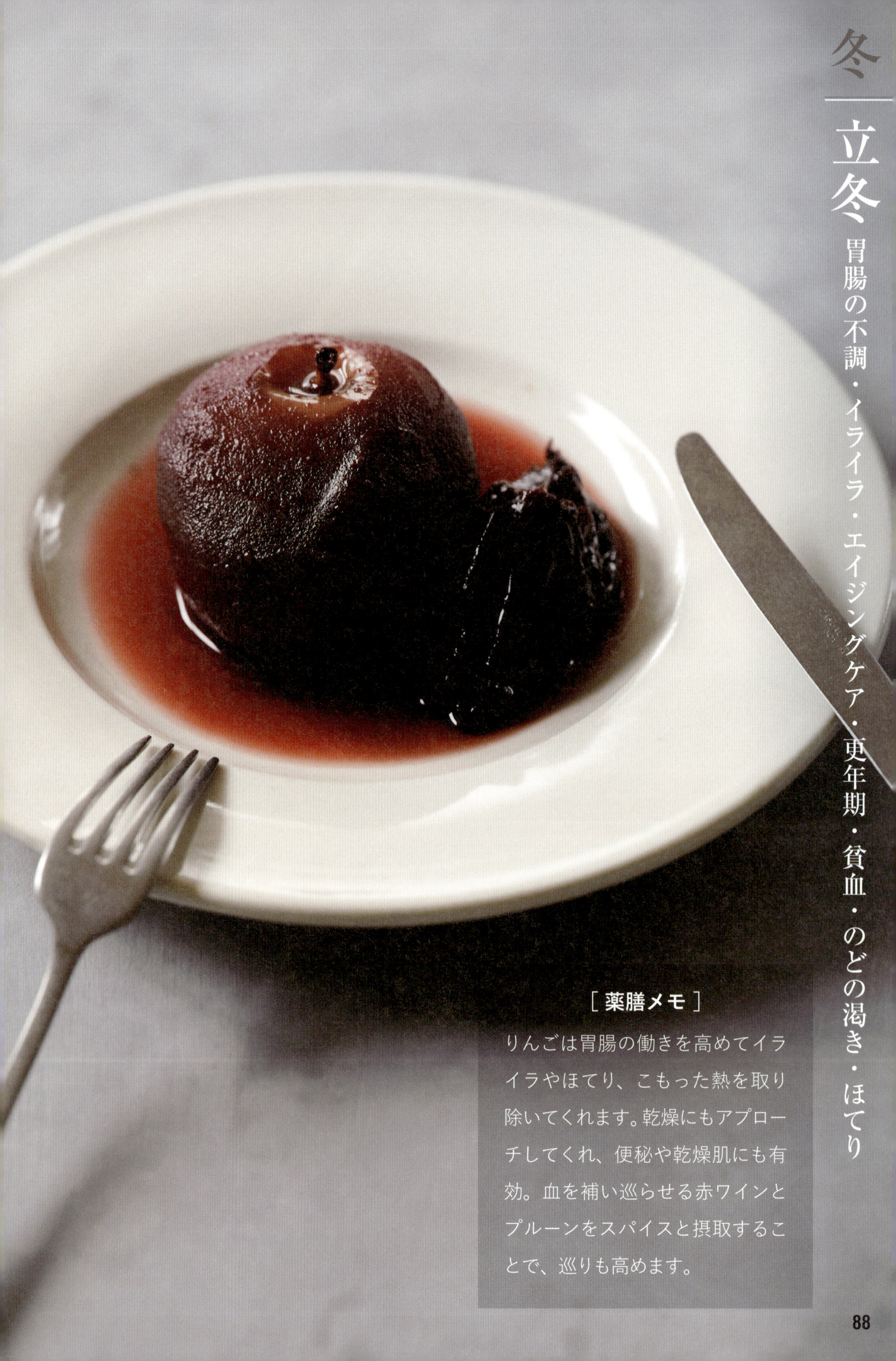

冬

立冬

胃腸の不調・イライラ・エイジングケア・更年期・貧血・のどの渇き・ほてり

［ **薬膳メモ** ］

りんごは胃腸の働きを高めてイライラやほてり、こもった熱を取り除いてくれます。乾燥にもアプローチしてくれ、便秘や乾燥肌にも有効。血を補い巡らせる赤ワインとプルーンをスパイスと摂取することで、巡りも高めます。

りんごとプルーンのスパイス赤ワイン煮

材　料（作りやすい量）

りんご
‥中６個（大は３つを半割り）
赤ワイン‥‥‥‥‥‥‥‥‥‥‥‥600ml
はちみつ
‥大さじ２～（好みで調整）
ドライプルーン（レーズンでも可）
‥‥‥‥‥‥‥‥‥‥‥‥‥‥150g
無農薬レモン‥‥‥‥‥‥‥‥1/2個
シナモン（スティック）‥‥‥‥２本
クローブ（ホール）‥‥‥‥‥‥４粒
八角‥‥‥‥‥‥‥‥‥‥‥‥‥‥１個
カルダモン（ホール潰し）‥‥‥３粒

作り方

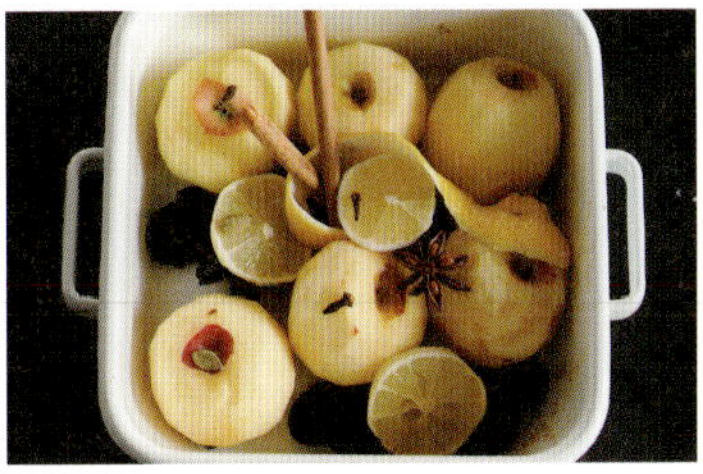

Ⓐレモンは薄く剥いた皮も入れる。鍋の大きさはりんごが浸かるくらいが理想だが、カサが足りなかったらりんごをひっくり返しながら加熱する

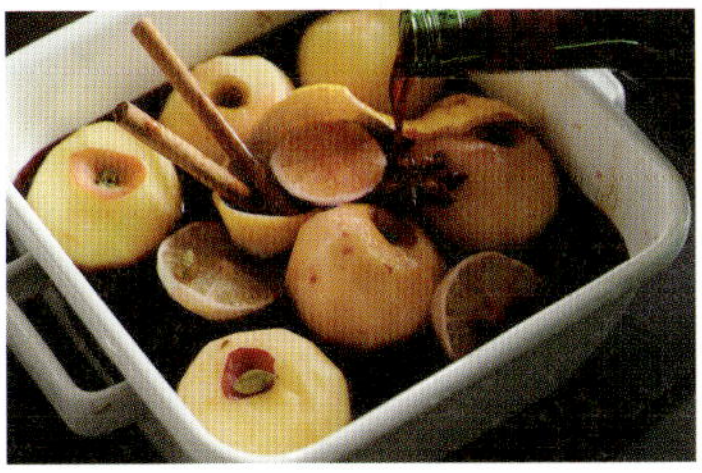

Ⓑりんごが浸からなかったらワインの量を増やして調整。20分以上煮るとほぼアルコールが飛ぶとされているが、完全にゼロにはならないので要注意

1　りんごの皮を剥き、レモンは薄く皮を剥いてスライスするⒶ。
ほかの材料と一緒に中火～弱火で15分煮るⒷ。
（りんごを好みの硬さにする）

2　火が通ったら火を止め、落とし蓋のようにキッチンペーパーを置く。冷めるまで置いて味をなじませる。

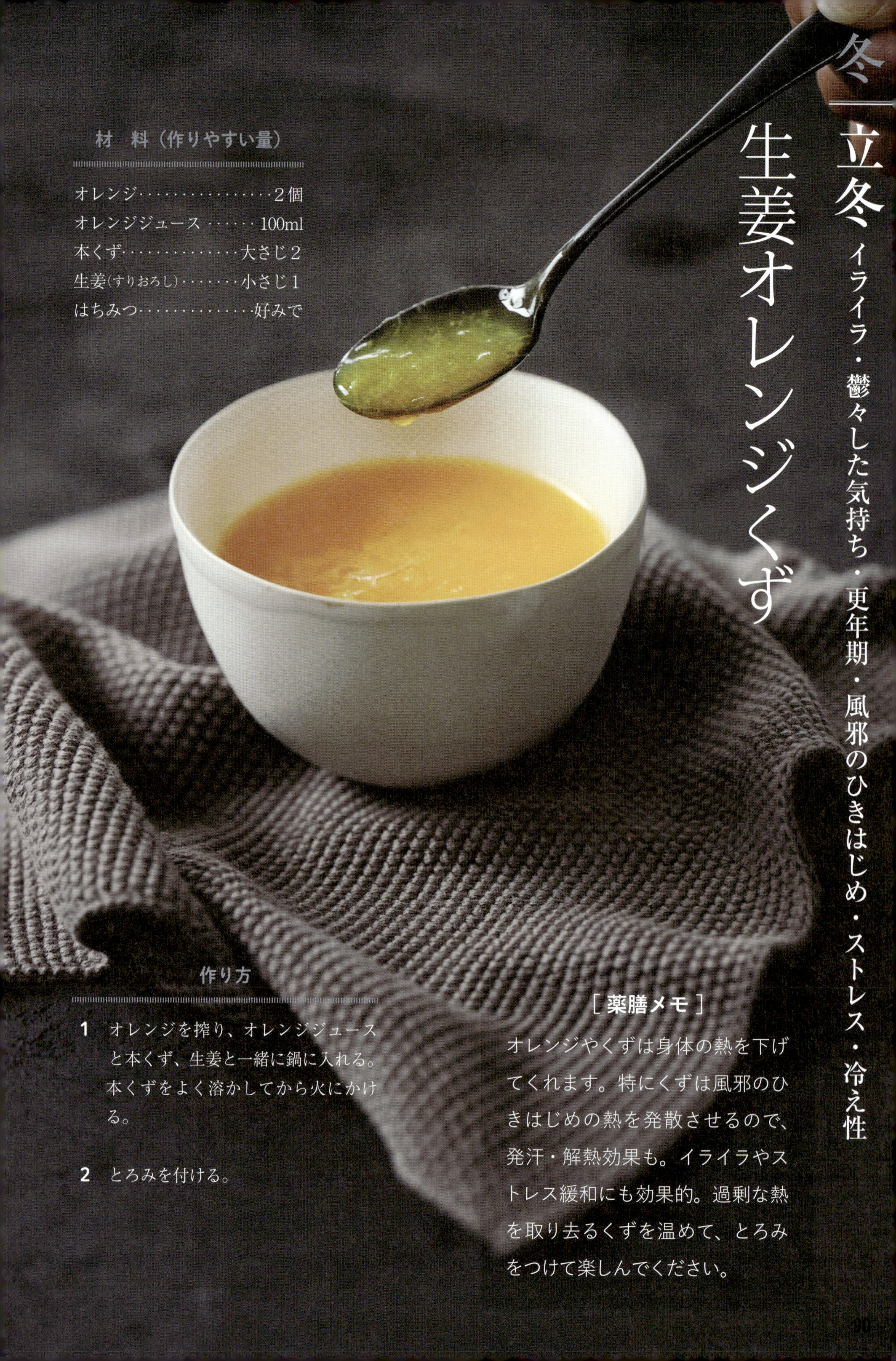

冬

立冬

イライラ・鬱々した気持ち・更年期・風邪のひきはじめ・ストレス・冷え性

生姜オレンジくず

材　料（作りやすい量）

オレンジ……………………2個
オレンジジュース ……… 100ml
本くず…………………大さじ2
生姜(すりおろし)………小さじ1
はちみつ………………好みで

作り方

1　オレンジを搾り、オレンジジュースと本くず、生姜と一緒に鍋に入れる。本くずをよく溶かしてから火にかける。

2　とろみを付ける。

［薬膳メモ］

オレンジやくずは身体の熱を下げてくれます。特にくずは風邪のひきはじめの熱を発散させるので、発汗・解熱効果も。イライラやストレス緩和にも効果的。過剰な熱を取り去るくずを温めて、とろみをつけて楽しんでください。

エイジングケア・お腹の冷え・下痢・吹き出物

かぶ丸ごとロースト
アンチョビ風味

材料（2人前）

かぶ（皮つき）…………小4個
（大なら半分または1/4にカット）
オリーブオイル……小さじ2
塩…………………適量
アンチョビ…………4枚〜
松の実……………適量
［飾り］
イタリアンパセリ……適量

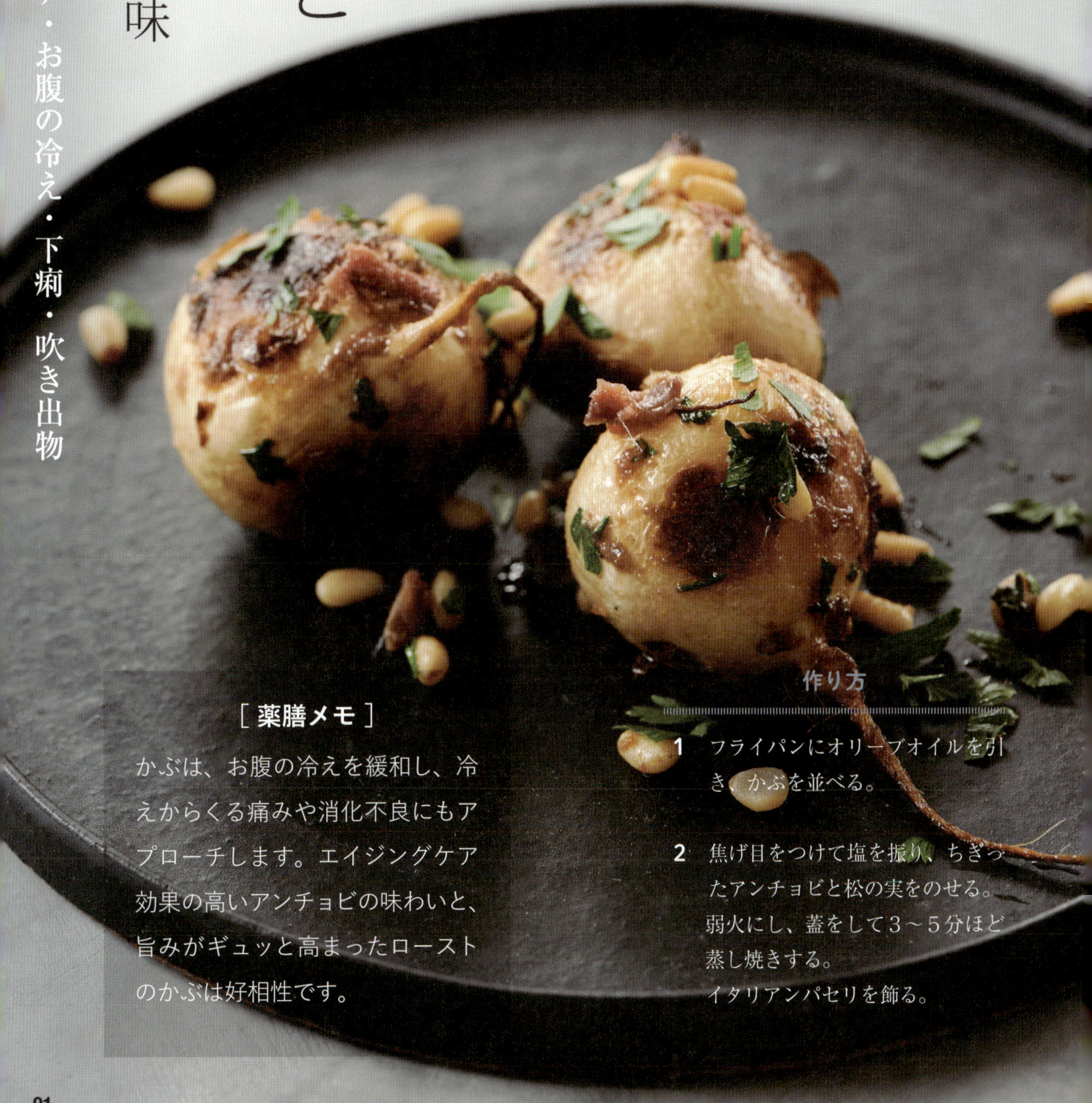

［薬膳メモ］

かぶは、お腹の冷えを緩和し、冷えからくる痛みや消化不良にもアプローチします。エイジングケア効果の高いアンチョビの味わいと、旨みがギュッと高まったローストのかぶは好相性です。

作り方

1 フライパンにオリーブオイルを引き、かぶを並べる。

2 焦げ目をつけて塩を振り、ちぎったアンチョビと松の実をのせる。弱火にし、蓋をして3〜5分ほど蒸し焼きする。
イタリアンパセリを飾る。

冬

小雪

胃腸の不調・エイジングケア・乾燥・くすみ肌・更年期・便秘・ほてり

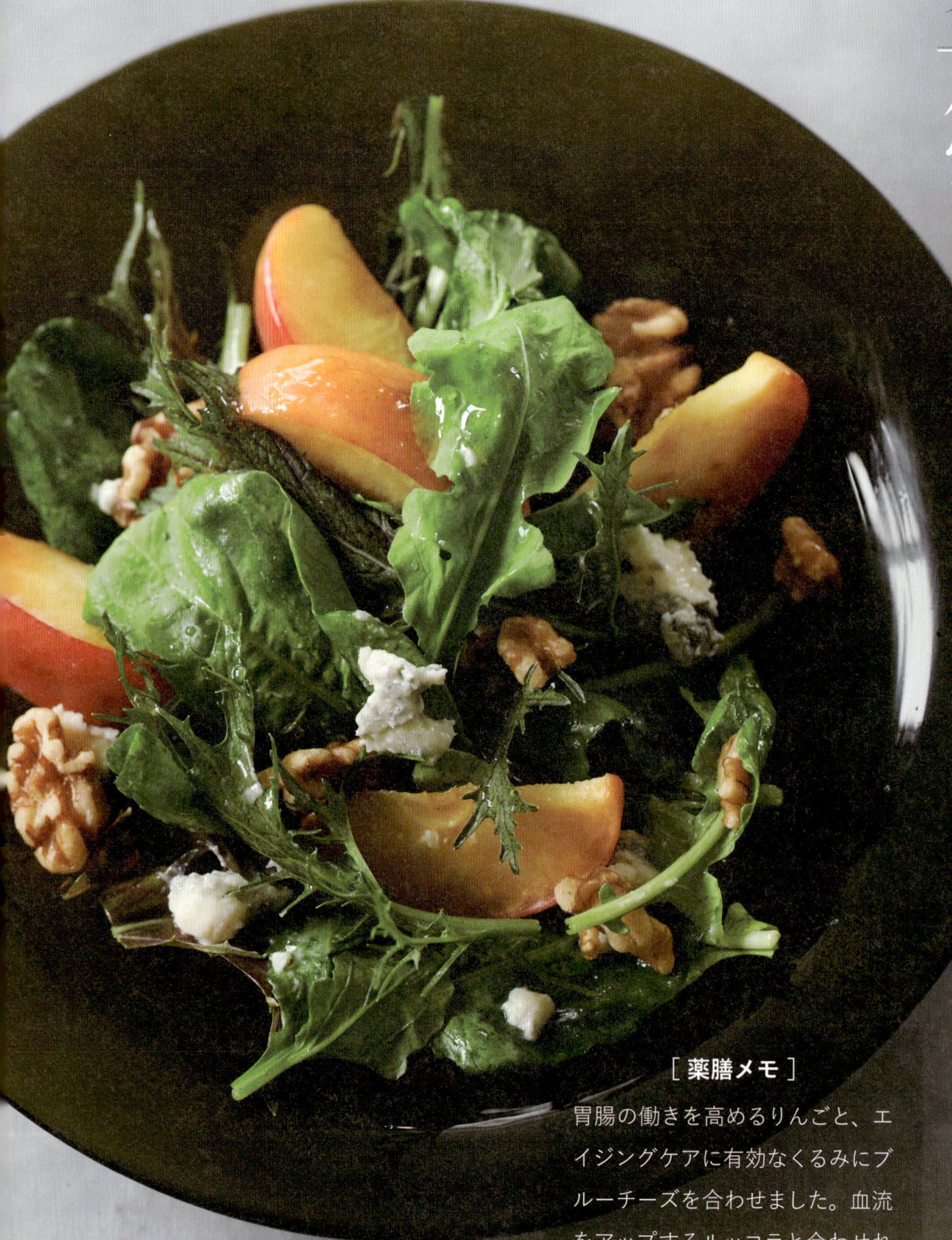

［ 薬膳メモ ］

胃腸の働きを高めるりんごと、エイジングケアに有効なくるみにブルーチーズを合わせました。血流をアップするルッコラと合わせればワインとも好相性。美肌にも働きかけてくれる一品です。

くるみと焼きりんご ルッコラの ブルーチーズの サラダ

材　料（2～3人分）

くるみ……………… 適量
りんご…………………1個
ブルーチーズ………… 適量
ルッコラ……………… 適量
［ドレッシング］
オリーブオイル …… 大さじ2
白ワインビネガー …… 大さじ2
はちみつ………………20g
塩、こしょう …………少々

作り方

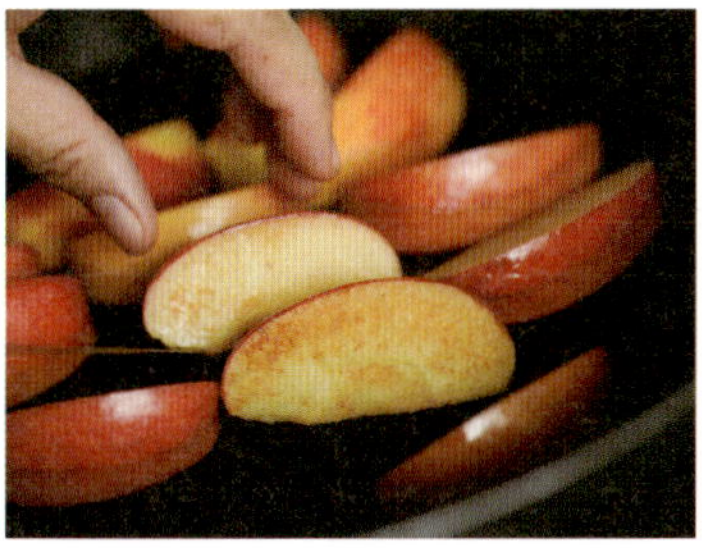

Ⓐりんごは、こんがりキツネ色になるくらいの焼き目を付ける

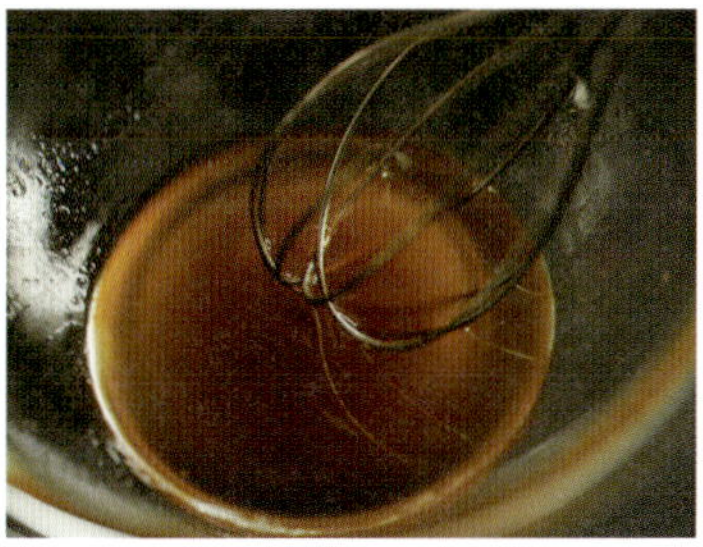

Ⓑドレッシングは、泡立て器でよく混ぜて乳化させる

1　オーブンでくるみを煎る。ルッコラを洗って水気を切る。りんごを８等分のくし形に切り、フライパンで焼き目を付けるⒶ。ブルーチーズを食べやすく切る。

2　ドレッシングの材料をボウルに入れてよく混ぜるⒷ。

3　ルッコラ、りんご、ブルーチーズを盛り付け、煎ったくるみを散らす。

4　ドレッシングをかける。

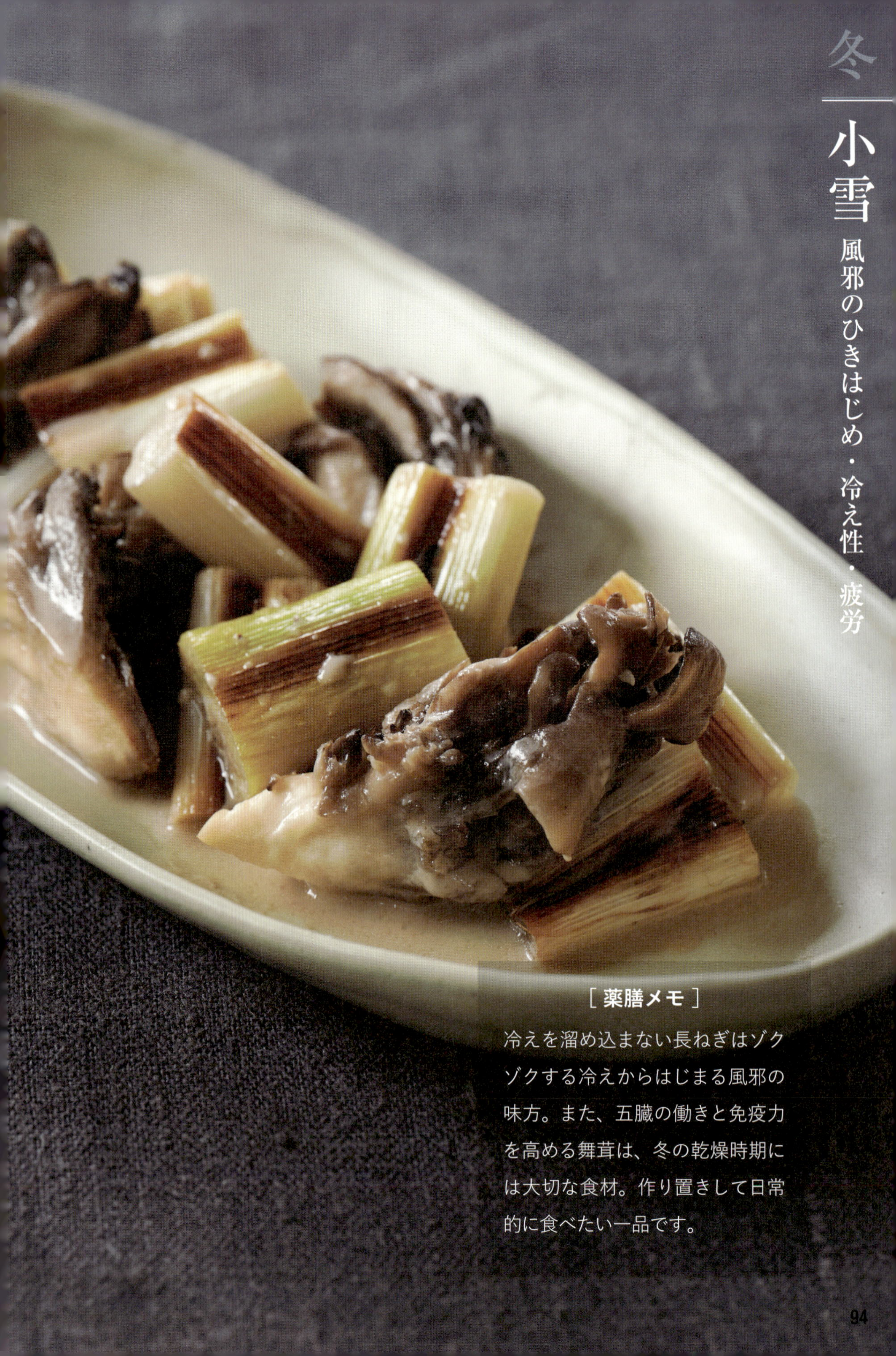

冬

小雪

風邪のひきはじめ・冷え性・疲労

［ 薬膳メモ ］

冷えを溜め込まない長ねぎはゾクゾクする冷えからはじまる風邪の味方。また、五臓の働きと免疫力を高める舞茸は、冬の乾燥時期には大切な食材。作り置きして日常的に食べたい一品です。

舞茸と長ねぎの塩麹レモン風味マリネ

材　料（作りやすい量）

舞茸 ············ 150 ～ 200g
長ねぎ··················2本
塩 ····················· 適量
料理酒 ·············大さじ1
［ 調味料 ］
オリーブオイル ······大さじ1
はちみつ············小さじ2
レモン果汁············1/2 個
塩麹 ············· 小さじ 1/2
ヨーグルト(無糖)······大さじ4

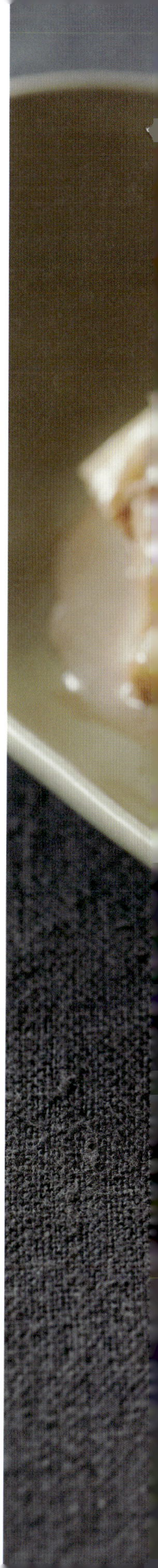

作り方

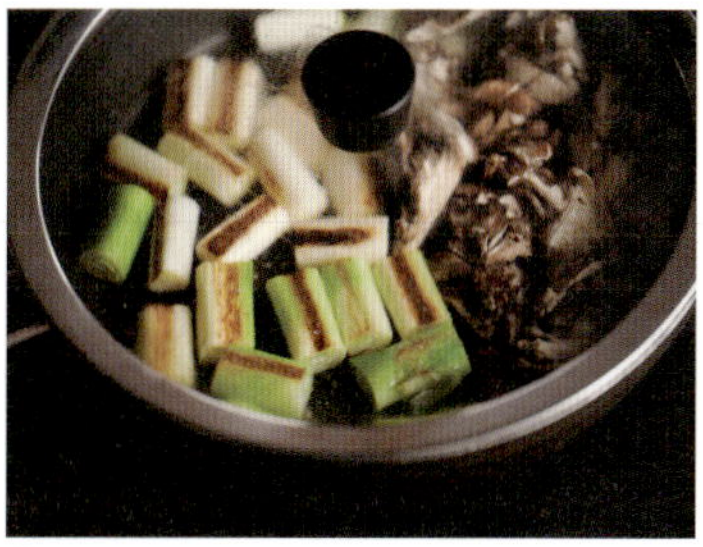

Ⓐ蒸し焼きは、長ねぎの中まで火が通っていれば OK

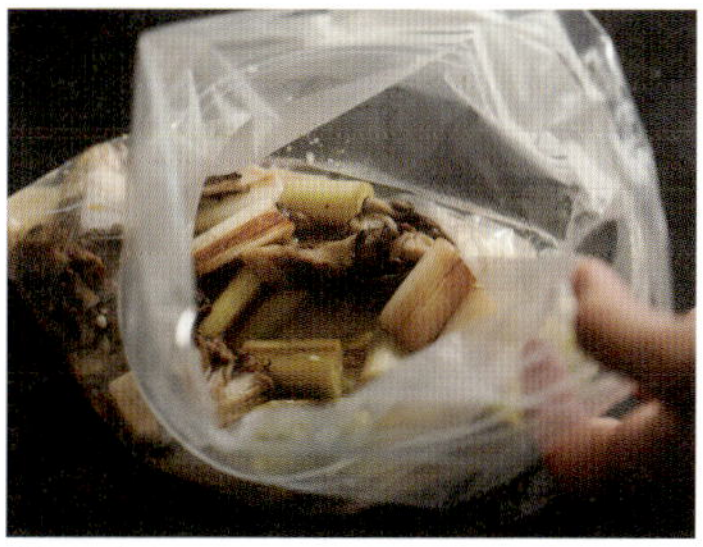

Ⓑ調味料がしみこむように、長ねぎと舞茸が熱いうちに保存袋へ

1 長ねぎは3cm 幅に切って塩を振る。
舞茸は大きくほぐす。

2 フライパンに①を入れて火にかけ、油を引かずに焦げ目を付けるⒶ。
料理酒を加えて蓋をし、2分ほど蒸し焼きにする。

3 保存袋に調味料を入れて混ぜ、具材が熱いうちに入れるⒷ。
やさしく揉み込んだら 30 分ほど冷蔵庫で冷やして完成。

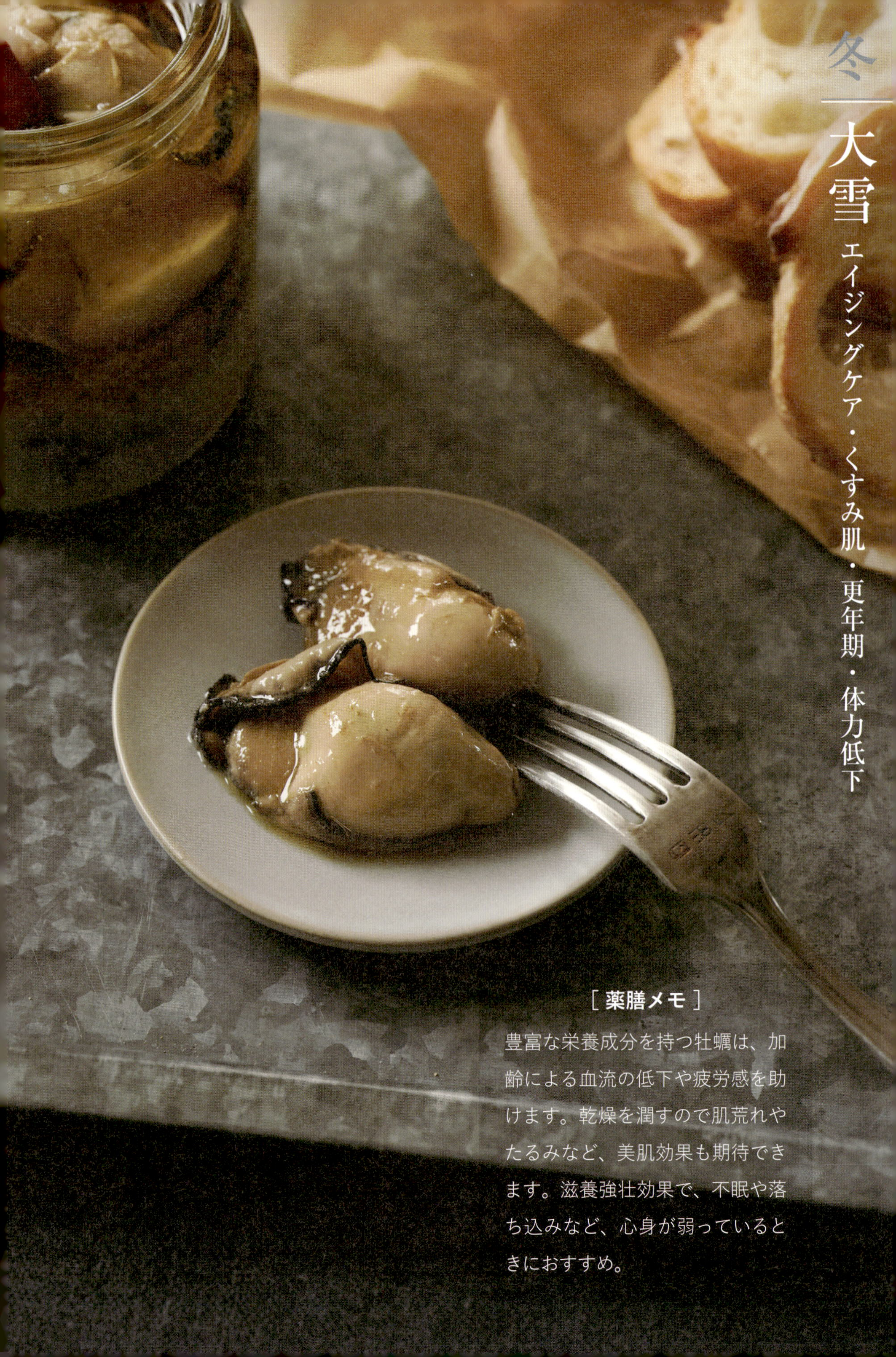

冬

大雪

エイジングケア・くすみ肌・更年期・体力低下

［ **薬膳メモ** ］

豊富な栄養成分を持つ牡蠣は、加齢による血流の低下や疲労感を助けます。乾燥を潤すので肌荒れやたるみなど、美肌効果も期待できます。滋養強壮効果で、不眠や落ち込みなど、心身が弱っているときにおすすめ。

牡蠣のオイル漬け

材　料（作りやすい量）

牡蠣（加熱用）‥‥‥20 粒くらい
オリーブオイル
　　　　‥‥‥‥牡蠣が浸かる量
赤唐辛子 ‥‥‥‥‥‥‥‥ 適量
塩 ‥‥‥‥‥‥‥‥小さじ 1/2 ～

作り方

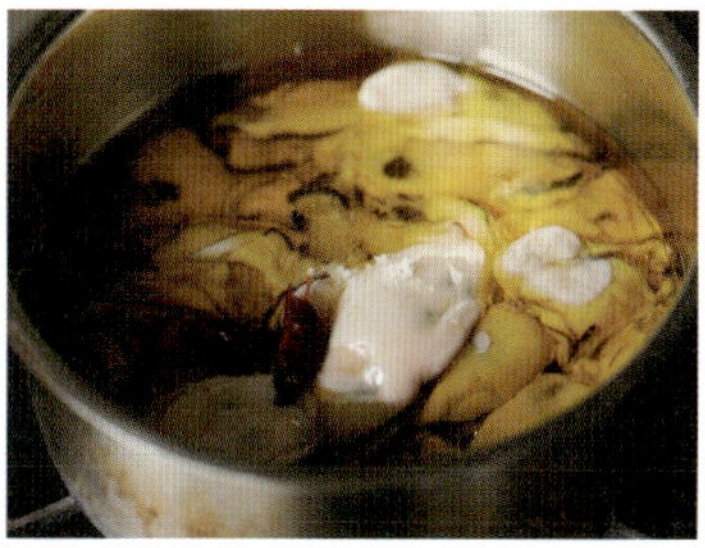

Ⓐ汚れと塩気を落として水気を切った牡蠣を、たっぷりのオリーブオイルで煮る。軽く気泡が立ってきたら、一粒ずつ塩を振りかける

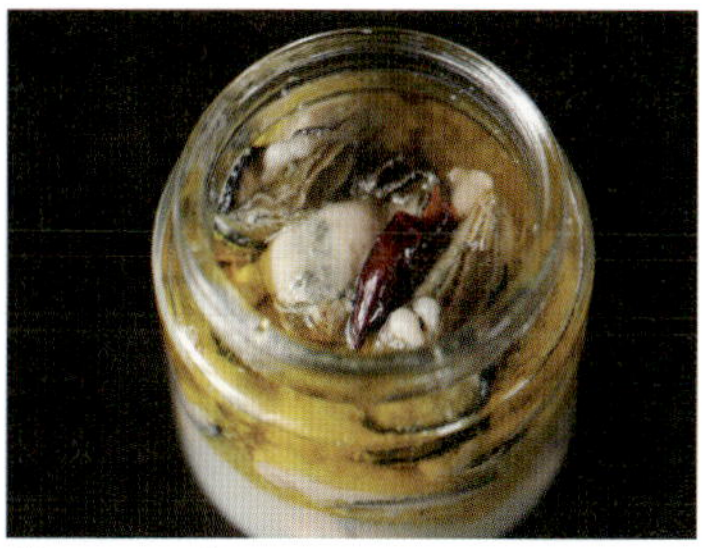

Ⓑ瓶は必ず煮沸などで消毒する。オイルと牡蠣のエキスが徐々に染みていく

1　牡蠣全体に塩(分量外) をなじませ５分ほど置く。

2　よく洗い流し水気を切る。

3　冷たいフライパンに牡蠣を並べ、オリーブオイルを入れる。
５～６分ほど弱火にかけるⒶ。

4　フツフツしてきたら、塩を均等に振りかける。
好みで赤唐辛子を入れる。

5　牡蠣をひっくり返してさらに弱火で５分ほど煮る(牡蠣が大きい場合は少し長めに)。

6　消毒した瓶などに移して冷ますⒷ。冷めたらすぐに食べても OK。保存目安は１週間ほど。

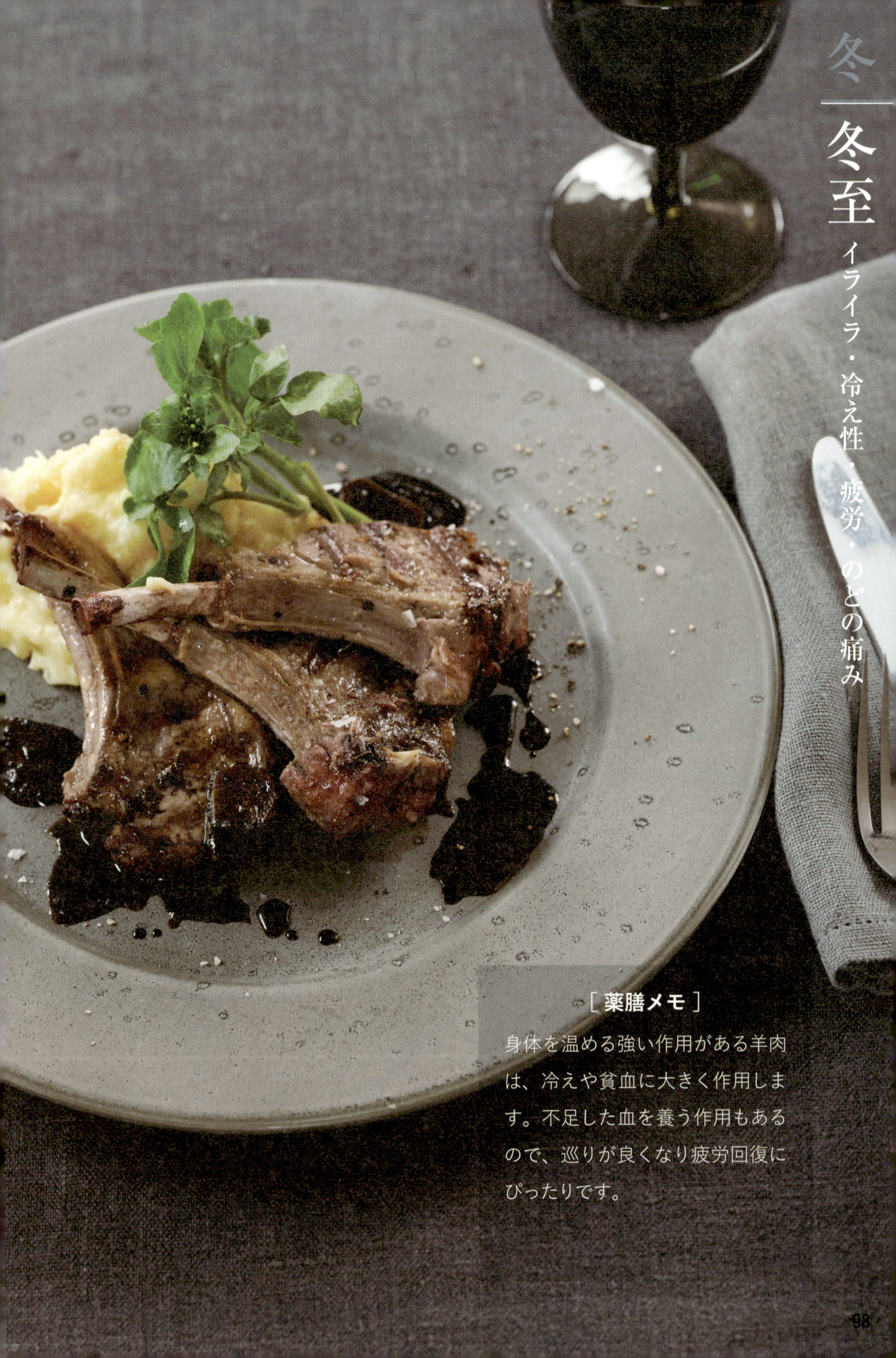

冬

冬至

イライラ・冷え性・疲労・のどの痛み

[**薬膳メモ**]

身体を温める強い作用がある羊肉は、冷えや貧血に大きく作用します。不足した血を養う作用もあるので、巡りが良くなり疲労回復にぴったりです。

ラム肉のステーキ
バルサミコソース

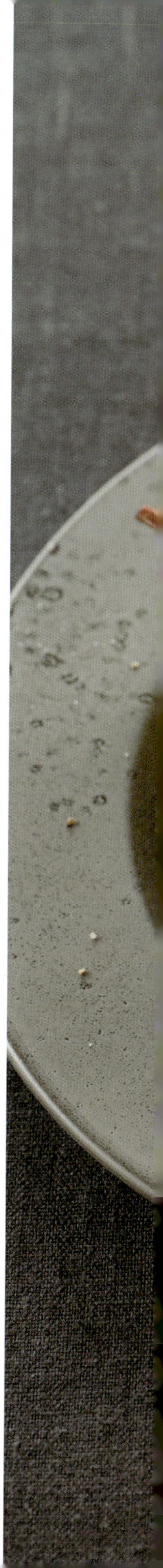

材　料（4～5人分）

ラム肉（ラムラックまたはチョップ）
・・・・・・・・・・・・・・・・8本～
にんにく（スライス）・・・・・・1片
オリーブオイル・・・・・・大さじ2
ローズマリー・・・・・・・・・・・・少々
バルサミコ酢・・・・・・・・大さじ3
しょうゆ・・・・・・・・・・・・大さじ2
バター・・・・・・・・・・・・・・・・・・15g
料理酒・・・・・・・・・・・・・小さじ1
塩、こしょう・・・・・・・・・・各少々
［マッシュポテト］
じゃがいも・・・・・・・・・・・・・・2個
生クリーム・・・・・・・・・・・・100ml
牛乳・・・・・・・・・・・・・・・大さじ2
塩・・・・・・・・・・・・・・・・・・・・適量
［飾り］
クレソン・・・・・・・・・・・・・・・適量

作り方

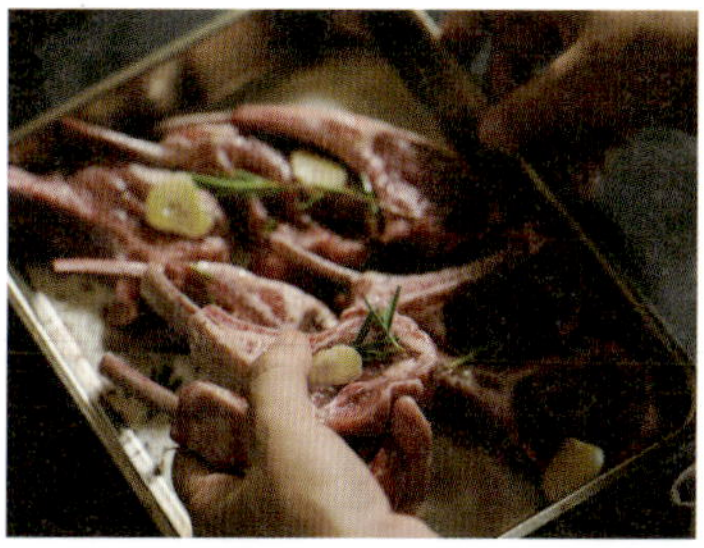

Ⓐラム肉は調理を始める2～3時間前に冷蔵庫から出し、常温に戻しておく。しっかりと揉み込んでマリネする

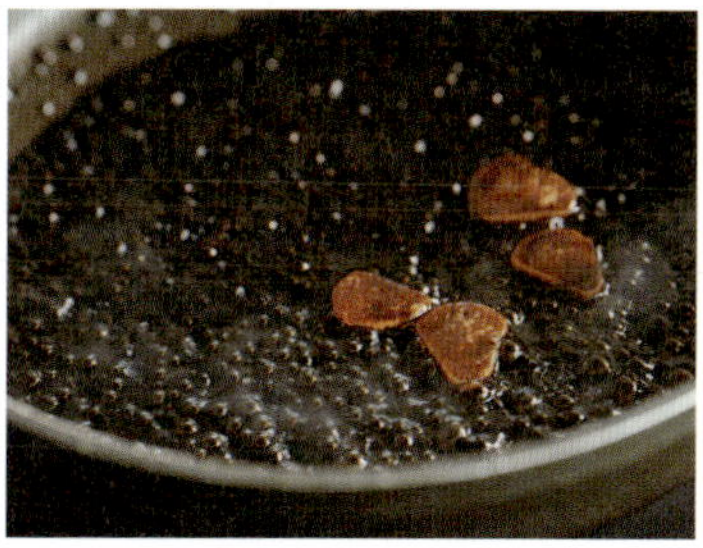

Ⓑソースの酸味が強く感じたら、はちみつ（分量外）を加えて調整

1 常温に戻したラム肉に、にんにくとローズマリー、オリーブオイルをよくもみ込むⒶ。

2 じゃがいもを茹でて水気を切り、粗めに砕いて生クリームと牛乳、塩と合わせてマッシュポテトにする。

3 ①のラム肉に塩、こしょうをする（にんにくは取っておく）。
フライパンをよく熱し、脂を下にして焼きはじめ、両面焼く。

4 別のフライパンに、バターと①のにんにく、バルサミコ酢、しょうゆ、料理酒を入れ煮詰めるⒷ。

5 ラム肉とマッシュポテトを盛り付けたら④のソースをかけ、クレソンを飾る。

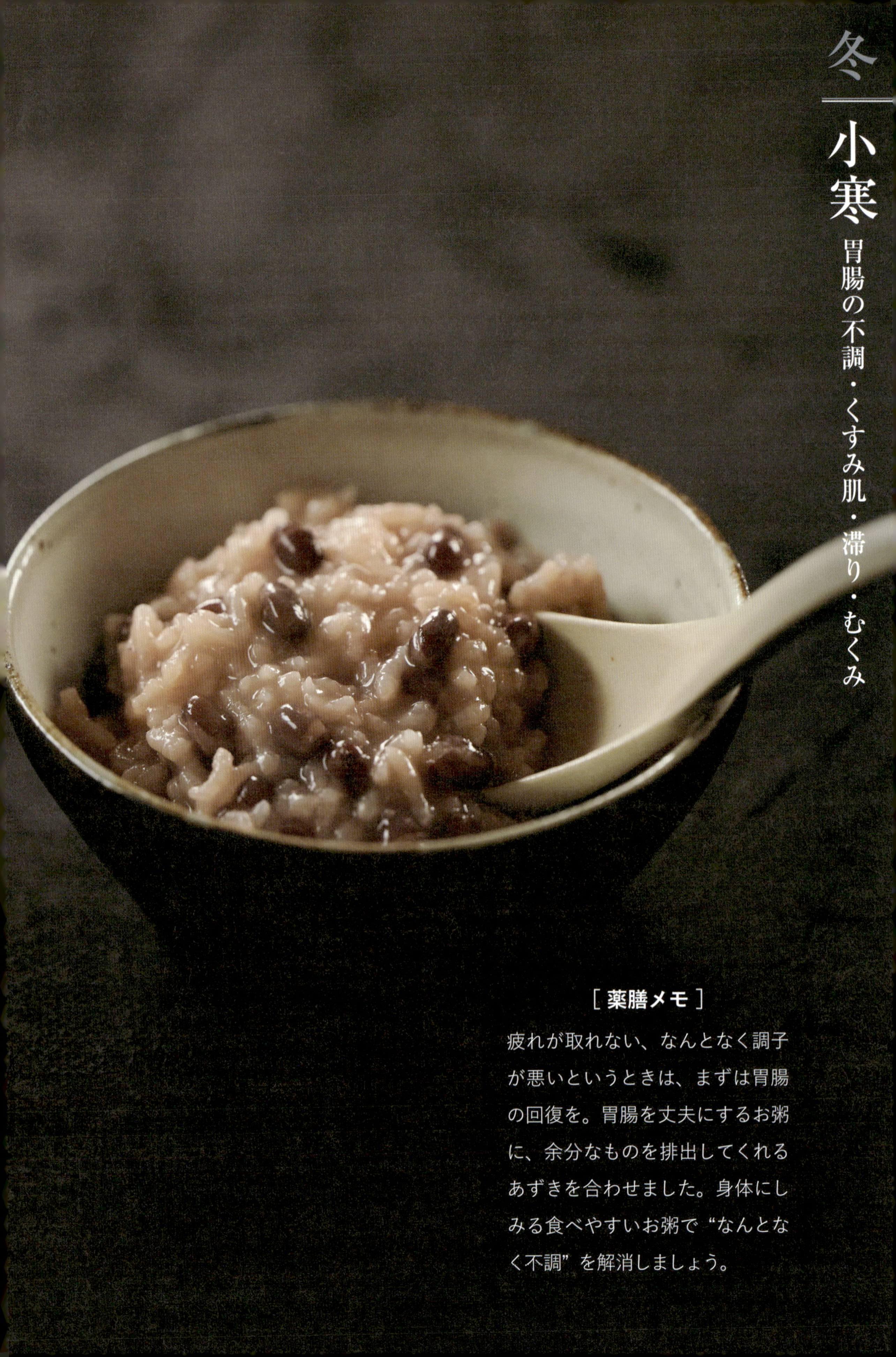

冬

小寒

胃腸の不調・くすみ肌・滞り・むくみ

[薬膳メモ]

疲れが取れない、なんとなく調子が悪いというときは、まずは胃腸の回復を。胃腸を丈夫にするお粥に、余分なものを排出してくれるあずきを合わせました。身体にしみる食べやすいお粥で“なんとなく不調”を解消しましょう。

あずき粥

材　料（2～3人分）

米 ・・・・・・・・・・・・・・・・・・・・ 100g
あずき・・・・・・・・・・・・・・・・・・ 80g
水 ・・・・・・・・・・・・・・・・・・・・ 1.2ℓ
植物油 ・・・・・・・・・・・・・小さじ1

作り方

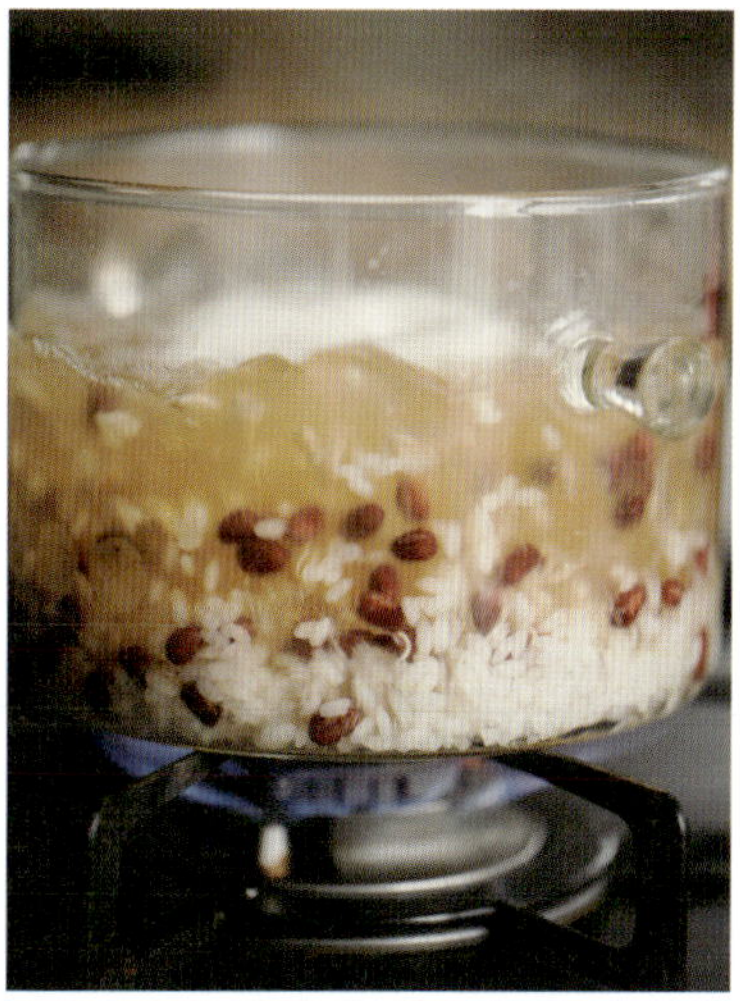

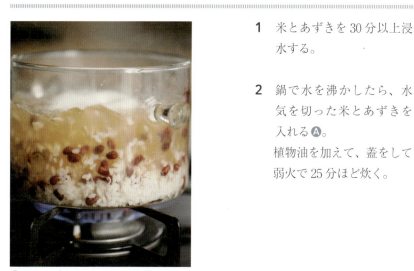

Ⓐ米とあずきを入れ、再び沸騰したタイミングで植物油を。油を入れることで、ベタッとせずサラサラのお粥になる

1　米とあずきを30分以上浸水する。

2　鍋で水を沸かしたら、水気を切った米とあずきを入れるⒶ。
植物油を加えて、蓋をして弱火で25分ほど炊く。

冬

小寒

胃腸の不調・ストレス・二日酔い

丸ごとじゅわうま柚子の甘露煮

材　料（作りやすい量）

無農薬柚子……………3個
砂糖（あれば甜菜糖）…………
外皮と種以外の40～50%の重量
レモン果汁…………1個分

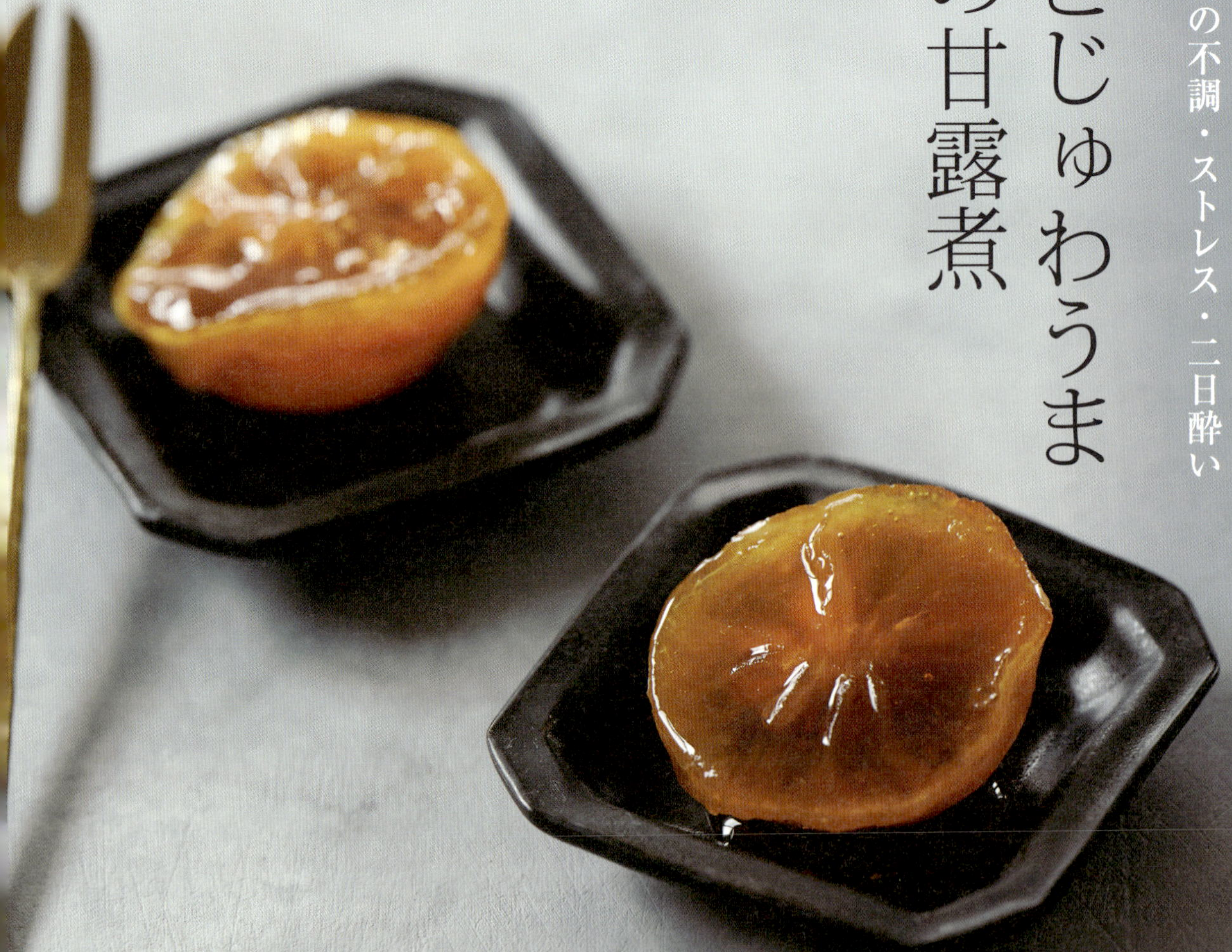

作り方

1 柚子の外側の皮を剥き、横に半割りにする
種を取り除いて計量し、砂糖を用意する。

2 10分ほど茹でて、さっと水気を切る。

3 柚子を再度鍋に並べ、砂糖をかける。
20～30分置いて水気が出たら、レモン果汁を入れ、15～20分ほど弱火で煮る（皮の硬さを加減する。やわらかく煮る）。冷めるまで置く。

[薬膳メモ]

実は胃腸を整え、皮はストレスの緩和になる柚子は、二日酔いを緩和するので、年末年始にもってこい。皮も実も丸ごと味わう甘さ控えめも甘露煮で、多忙な季節を乗り切りましょう。

冬

大寒

気温差・ストレス・風邪のひきはじめ

春菊のごま白和え

材　料（作りやすい量）

豆腐（絹）	150g
春菊	1束
白すりごま	30g～
2倍濃縮めんつゆ	30～40ml
はちみつ	小さじ1

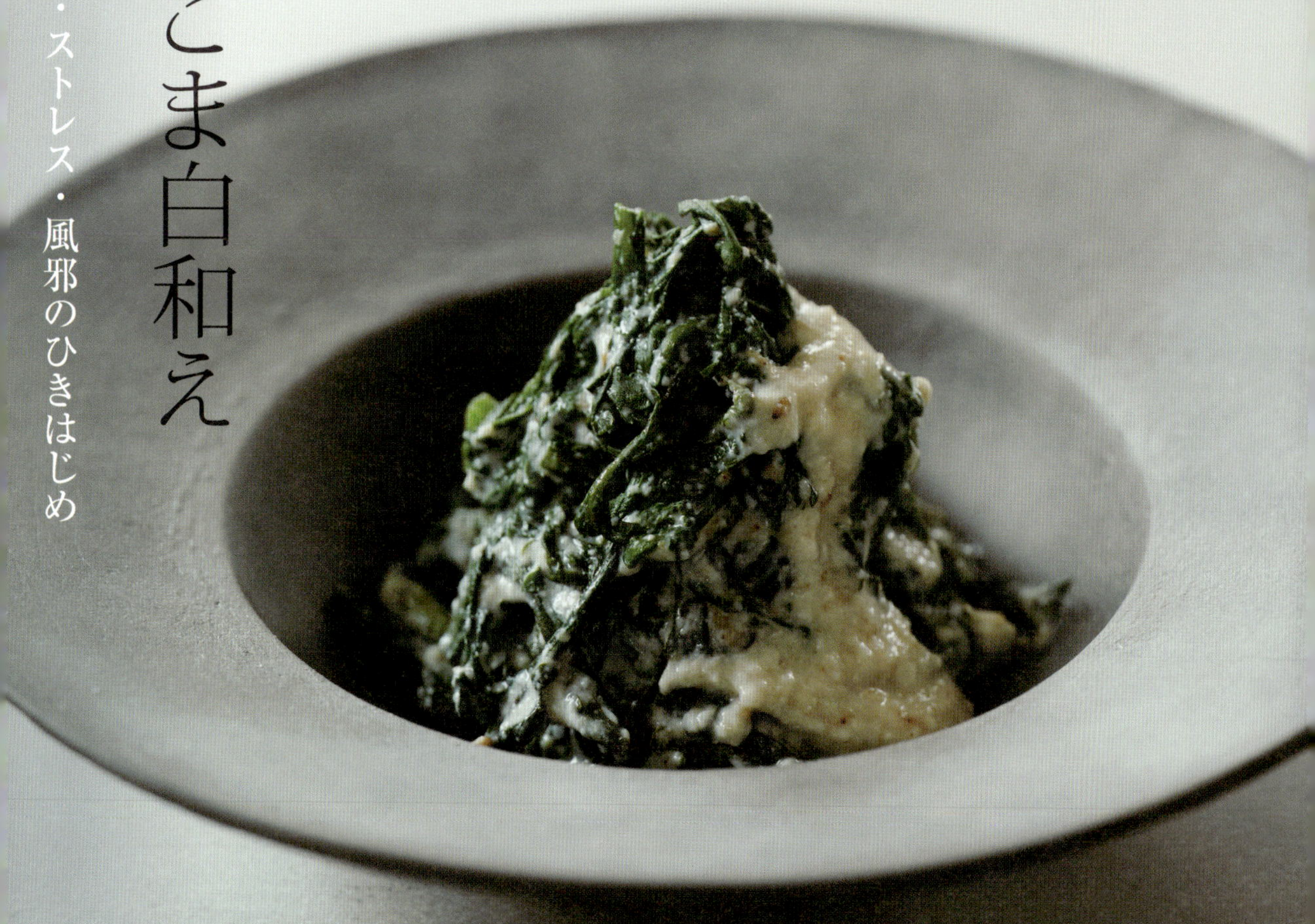

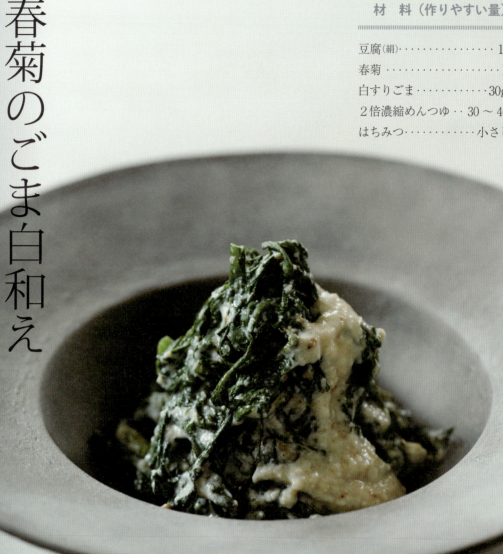

［薬膳メモ］

こもった熱を取り除き、ストレス緩和も期待できる春菊は、季節の変わり目にぴったり。また、栄養面に優れた豆腐と共に胃腸の働きを整えるので、もたれや消化不良にもおすすめの一皿です。

作り方

1　豆腐を600Wの電子レンジで1～1.5分加熱し、キッチンペーパーで水気を切る。

2　春菊をさっと茹でて水気を切り、3～4cm幅に切る。

3　白すりごまとめんつゆ、はちみつと豆腐をなめらかになるまでよく混ぜる。春菊と和える。

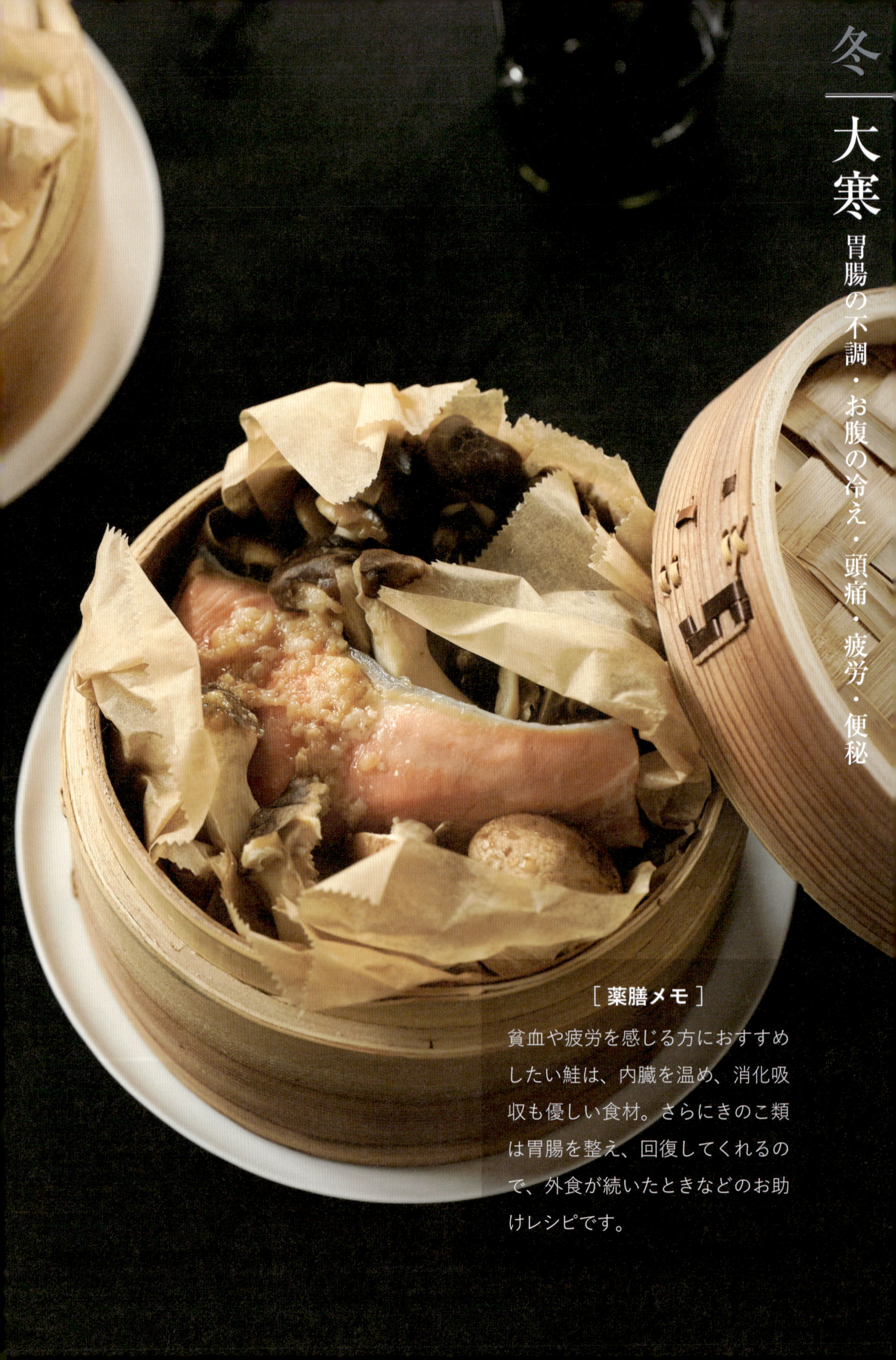

冬

大寒

胃腸の不調・お腹の冷え・頭痛・疲労・便秘

［ 薬膳メモ ］

貧血や疲労を感じる方におすすめしたい鮭は、内臓を温め、消化吸収も優しい食材。さらにきのこ類は胃腸を整え、回復してくれるので、外食が続いたときなどのお助けレシピです。

鮭ときのこの蒸篭《せいろ》蒸し ポン酢添え

材　料（蒸篭２つ分）

生鮭（切り身）…………２切れ
人参 ……………1/3 本
玉ねぎ……………1/2 個
えのき……………小１袋
きのこ類（エリンギ、マッシュルーム、しめじ）………各ひとつかみ
塩、こしょう ………各適宜
しょうゆ…………… 適量
バター……………… 10g
料理酒 …………大さじ４
［ 調味料 ］
塩麹 ……………大さじ２
本みりん………… 大さじ１
［ 添えもの ］
ポン酢…………… 適量

作り方

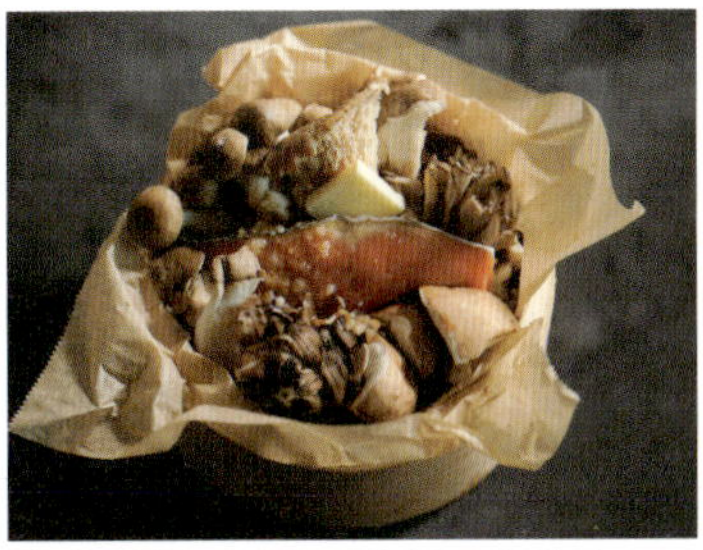

Ⓐ火が通りづらい食材から詰めていく。鮭とバターを上にのせることで、旨味が行きわたる

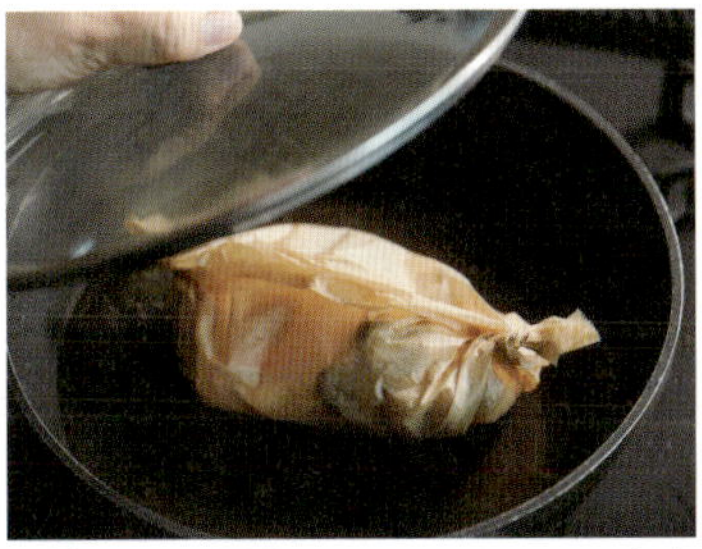

蒸篭がない場合は、フライパンに水を１㎝ほど入れ、ペーパーの口が開かないように包んで並べる。蓋をして強火で沸騰させたら、弱火にし 15 ～ 20 分蒸し焼きにする

1 鮭の切身に塩（分量外）を振り、10 分ほど置いたら表面の水気を拭き取る。
人参は千切り、玉ねぎは薄くくし形にスライスする。きのこ類は食べやすい大きさに切る。

2 クッキングペーパーを蒸篭に合わせて切り、えのきの下部と玉ねぎを２つの蒸篭の中央に置くⒶ。

3 鮭をのせて軽く塩、こしょうをし、混ぜ合わせた調味料を1/4量ずつかける。

4 人参とえのきの上部、他のきのこ類をのせ、調味料 1/4 量ずつとしょうゆ、バターをのせる。料理酒を振りかける。

5 蒸篭の蓋を締めて中火で 10 分ほど蒸し、ポン酢を添える。

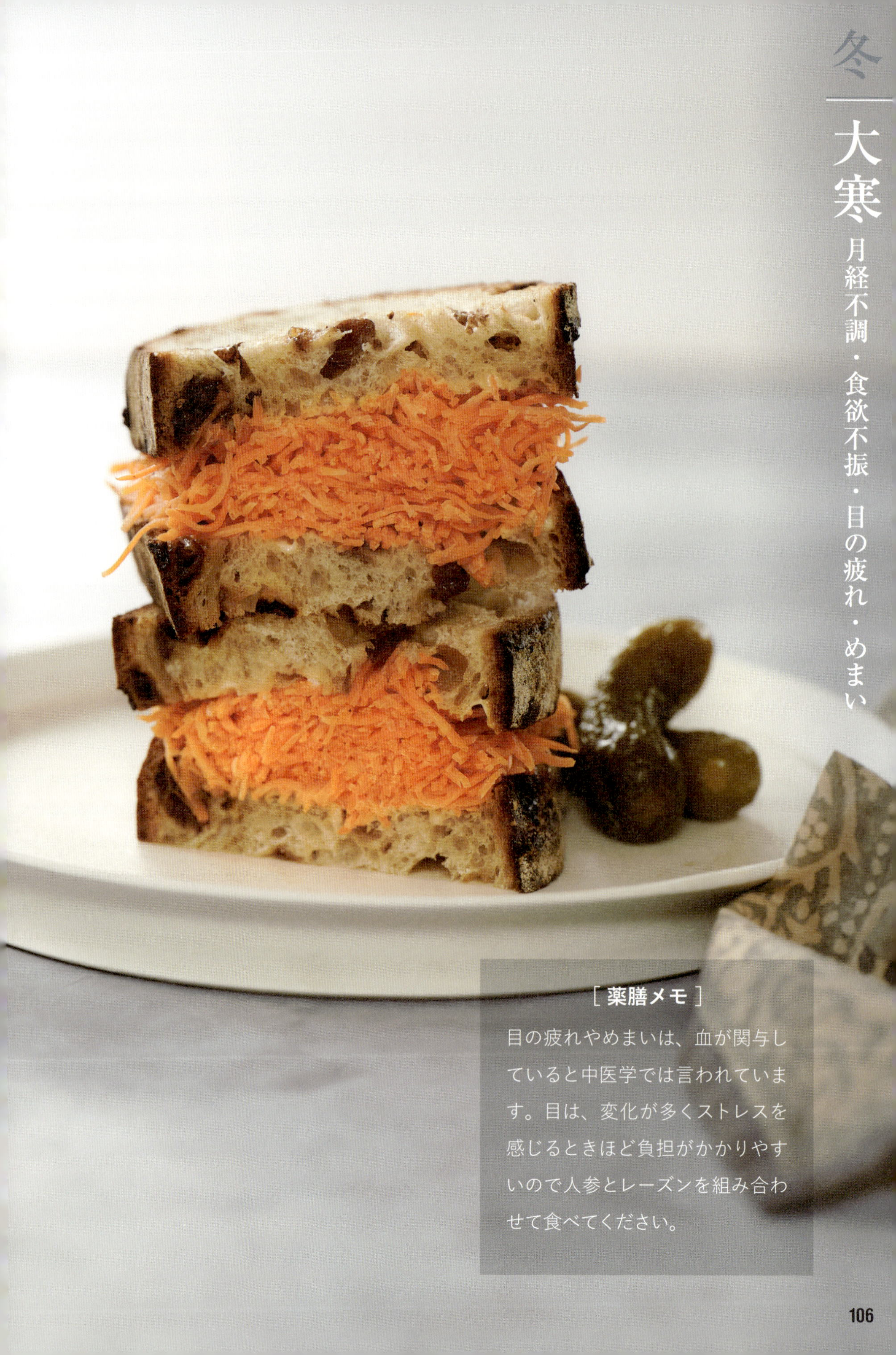

冬

大寒

月経不調・食欲不振・目の疲れ・めまい

［ 薬膳メモ ］

目の疲れやめまいは、血が関与していると中医学では言われています。目は、変化が多くストレスを感じるときほど負担がかかりやすいので人参とレーズンを組み合わせて食べてください。

ぎっしり人参
レーズンサンド

材　料（作りやすい量）

人参……………………大1本
塩…………………………適量
マヨネーズ…………大さじ2
白ごま……………大さじ4～
レーズンパン……………適量

作り方

1　人参を千切りにするⒶ。
塩もみし、15分ほど置く。

2　絞って水気を切ったら、塩とマヨネーズ、白ごまで味を調える。

3　マヨネーズ（分量外）を塗ったレーズンパンにはさんで完成Ⓑ。

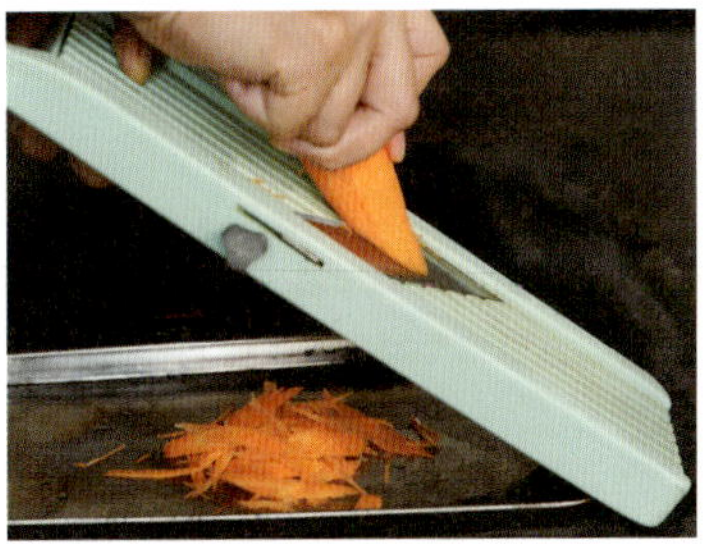

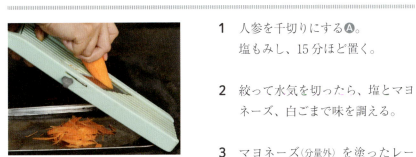

Ⓐ人参の千切りは、できるだけ細く。スライサーを使用すると便利

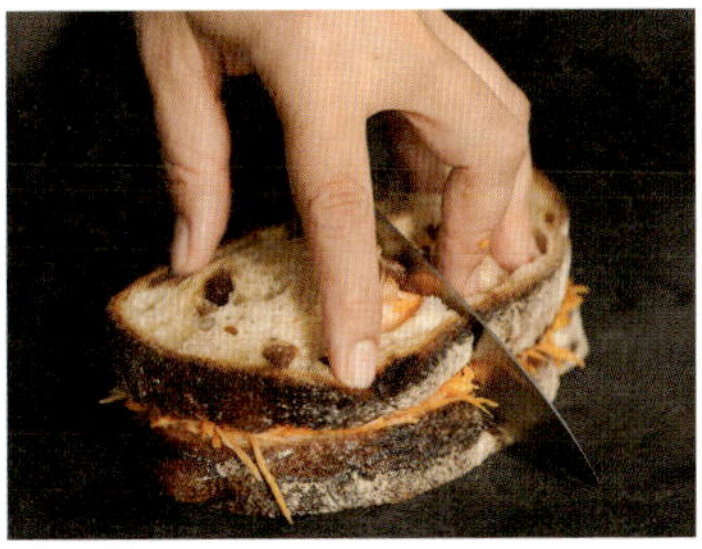

Ⓑ人参をたっぷりと挟むので、指でパンの両端を押さえながら包丁を入れると、ずれずにカットできる

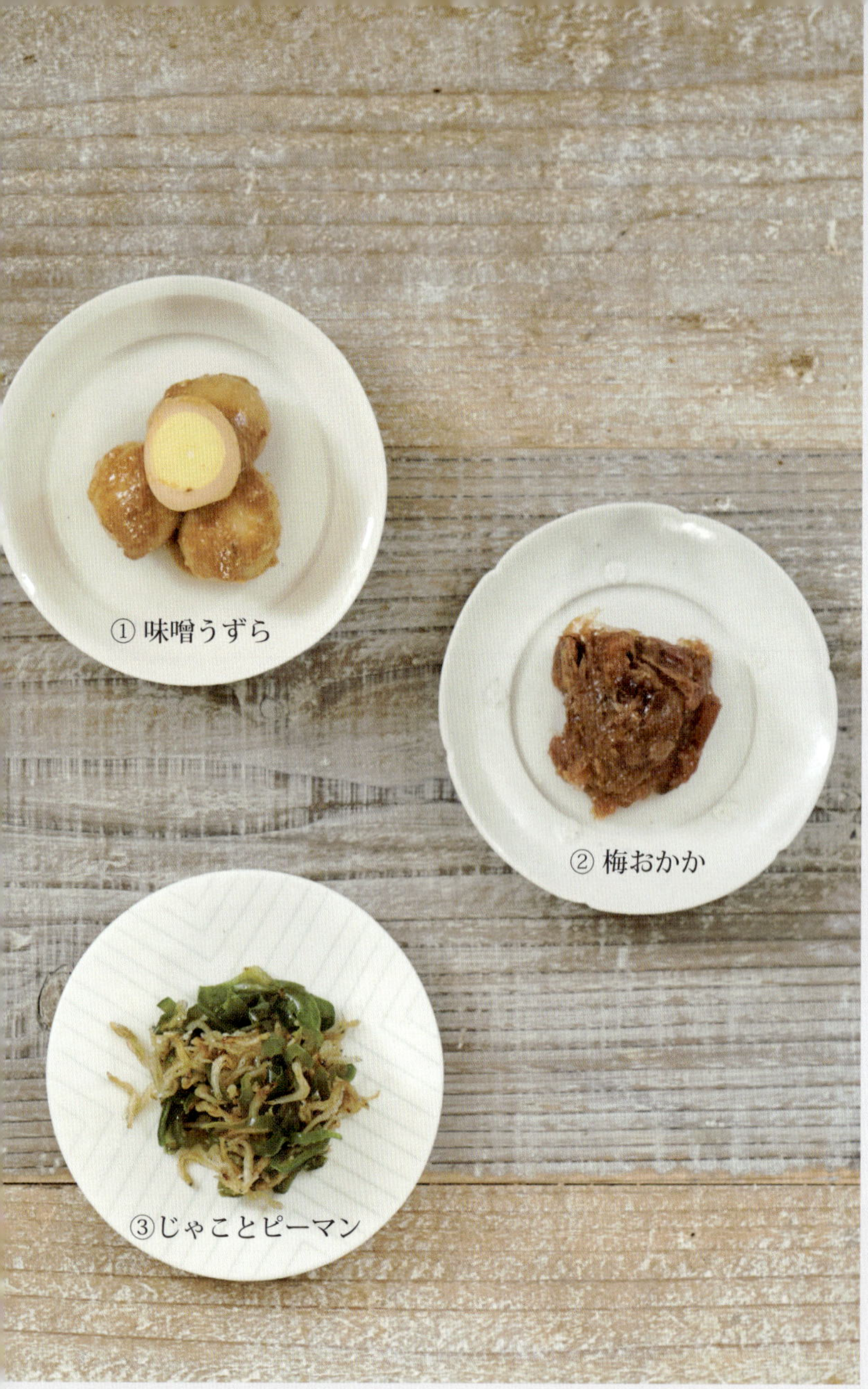
① 味噌うずら
② 梅おかか
③じゃことピーマン

①味噌うずら

エイジングケア

材　料

うずらの卵（水煮）･･･２パック
味噌･････････････大さじ１強
本みりん････････････大さじ３
七味唐辛子（好みで）････ 適量

作り方

うずらの卵の水気を切る。
味噌と煮切った本みりんに30分ほど漬ける。

②梅おかか

鬱々した気持ち・下痢・疲労・多汗

材　料

梅干し･･････････････大８粒
かつお節････････････２つかみ
はちみつ（好みで）･･････ 適量

作り方

梅干しの種を外してたたき、かつお節と合わせる。

③ じゃことピーマン

イライラ・鬱々した気持ち・ストレス

材　料

ピーマン････････････････６個
ちりめんじゃこ ･････････40 g
ごま油･･･････････････大さじ１
白いりごま･･･････････大さじ１
［ 調味料 ］
はちみつ････････････大さじ１
本みりん････････････大さじ１
料理酒 ･････････････大さじ１
しょうゆ････････････大さじ１

作り方

1. ピーマンは縦半分に切って種を取り除き、横に細切りする。
2. フライパンにごま油をひき、ピーマンとちりめんじゃこを炒める。
3. すべての調味料を加え中火弱で水分を飛ばすように煮詰める。
4. いりごまを加えて全体を混ぜ合わせる。

④ 黒きくらげの佃煮

エイジングケア・吹き出物

材　料

乾燥きくらげ････ ひとつかみ
２倍濃縮めんつゆ･････ 30ml
料理酒 ･･･････････大さじ３
しょうゆ･･････････大さじ２
はちみつ･･････ 大さじ２～３
白ごま･････････････････適量

作り方

きくらげを戻して千切りにしたら、すべて合わせて煮詰める。

⑤しそなめ茸

疲労・お腹の冷え

材　料

えのき･･･････････････ 150g
しそ ･･････････････････15 枚
料理酒 ････････････････ 15ml
２倍濃縮めんつゆ･････ 40ml
はちみつ･･･････････ 大さじ１

作り方

えのきとしそを切ってすべて合わせたら、蓋をして５分弱火にかけ、煮詰める。

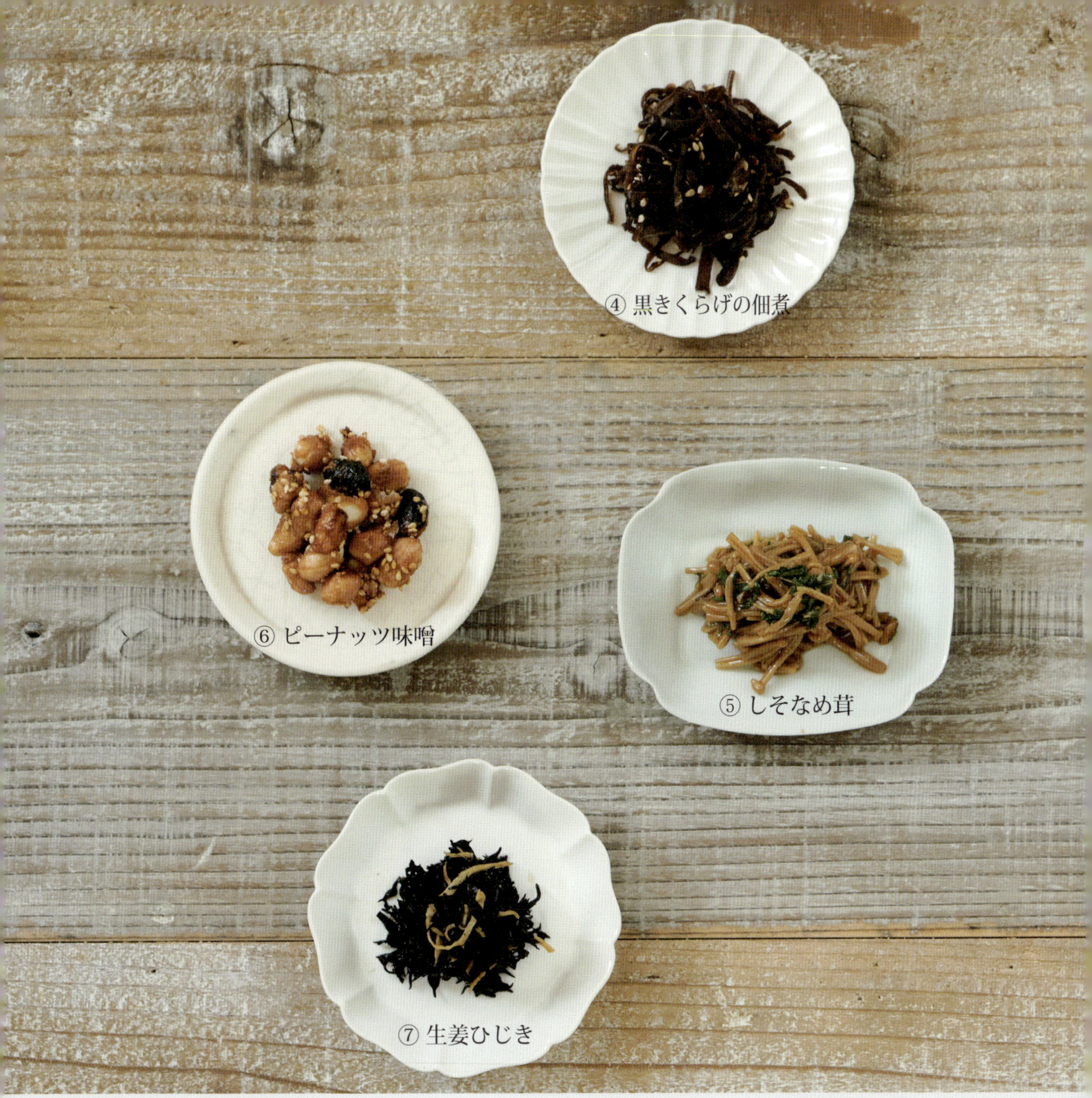
④ 黒きくらげの佃煮
⑥ ピーナッツ味噌
⑤ しそなめ茸
⑦ 生姜ひじき

⑦生姜ひじき

くすみ肌・貧血・めまい

材　料

乾燥ひじき・・・・・・・30g
生姜(千切り)・・・・・・一片
2倍濃縮めんつゆ・・・100ml
水・・・・・・・・・・・・・50ml
梅酢・・・・・・大さじ2～
たたいた梅干し・・1個
はちみつ・・・大さじ1～
塩・・・・・・・・ひとつまみ
白ごま・・・・ひとつかみ

作り方

1. ひじきを水で戻し、膨らんだらさっと洗って、フライパンに入れる。
2. すべての材料を入れて味を染み込ませながら煮詰める(甘味や塩加減は好みで調整)。

⑥ピーナッツ味噌

月経不調・食欲不振・咳・貧血・めまい

材　料

落花生(皮付き)・・・・400g
いり黒豆・・・・・2つかみ
植物油・・・・・・・・・適量
白いりごま
・・ひとつかみ～
[調味料]
味噌・・・・・・・・・・・・80g
はちみつ・・・・・・・・・80g
本みりん・・・・・・・・・80g

作り方

1. 皮付きの落花生を植物油と一緒にフライパンで乾煎りする。
2. 炒り黒豆を加え、調味料を混ぜながら煮絡める。
3. 白いりごまをたっぷり絡めて完成。

※材料はすべて作りやすい量

症状別索引

心とからだを整える 春夏秋冬 薬膳レシピ

2025 年 1 月 30 日　初版第 1 刷発行
2025 年 5 月 20 日　　　第 2 刷発行

著　者　　増子友紀子

発行者　　角竹輝紀

発行所　　株式会社マイナビ出版
〒 101-0003
東京都千代田区一ツ橋 2-6-3
一ツ橋ビル 2F
電話　0480-38-6872（注文専用ダイヤル）
03-3556-2731（販売部）
03-3556-2735（編集部）
MAIL　pc-books@mynavi.jp
URL　https://book.mynavi.jp

印刷・製本　　シナノ印刷株式会社

STAFF
撮　影　　馬場わかな
デザイン　　安部 孝（ユニット）
スタイリング　　鈴石真紀子
編集・文　　猪股真紀（ユニット）
編集　　Natsumi.S（マイナビ出版）
企画　　鈴石真紀子
校正　　菅野ひろみ

◎個別のご質問についてはお答えできません。
◎本書の一部または全部について個人で使用するほかは、著作権法上、著作権者および株式会社マイナビ出版の承諾を得ずに無断で複写、複製することは禁じられています。
◎本書についてのご質問等ありましたら、上記メールアドレスにお問い合わせください。インターネット環境がない方は、往復ハガキまたは返信切手、返信用封筒を同封の上、株式会社マイナビ出版 編集第 3 部書籍編集 2 課までお送りください。
◎乱丁・落丁についてのお問い合わせは、TEL：0480-38-6872（注文専用ダイヤル）、電子メール：sas@mynavi.jp までお願いいたします。
◎本書の内容は 2025 年 1 月の情報に基づいております。
◎本書中の会社名、商品名は、該当する会社の商標または登録商標です。
◎定価はカバーに記載しています。
◎本書の内容の正確性には充分注意を払っておりますが、万が一誤りがあった場合でも、本書に掲載されている情報によって生じた損害に対し、一切の責任を負いかねます。

ご紹介した食材やレシピは、あくまでも食事であり薬ではありません。継続して食べることで体調を改善することが期待できますが、個人の体質や生活習慣により、効き方には個人差があります。病気や不調が続く際は、医師の診断と治療を受けてください。

ISBN 978-4-8399-8655-1

©2025 Yukiko Masuko
©2025 Mynavi Publishing Corporation
Printed in Japan

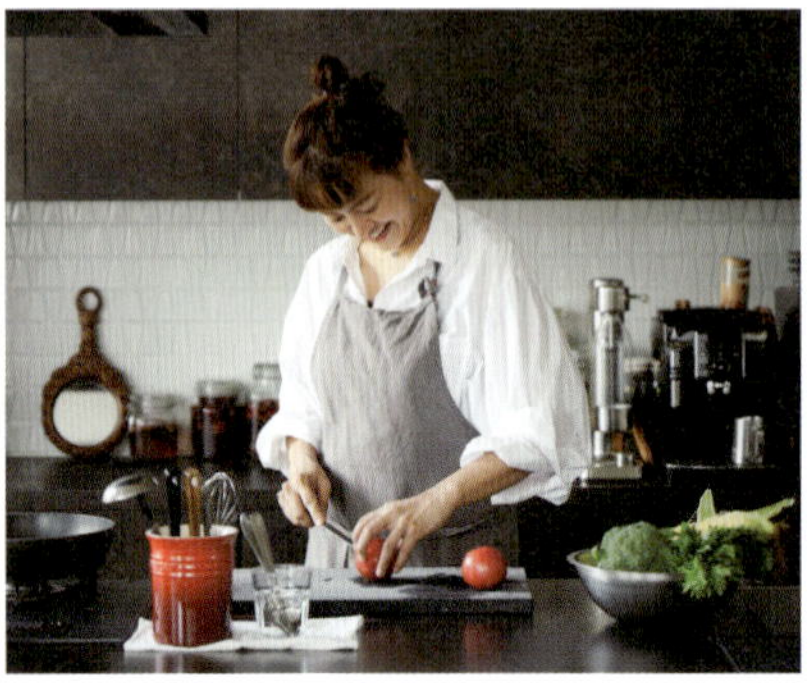

［著者プロフィール］

増子友紀子

仏料理修業後、取材多数の大人気イタリアンで話題になった元オーナーシェフ。その後栄養学を学ぶ。料理人歴 20 年。男の子の母。出産後、毎日ごはんで身体をケアすることをテーマに、国際薬膳師として 2016 年より活動を開始。"毎日の食とくらしから今の自分を大切に生きていく" ことをモットーに、毎日のおうちごはんで元気になる薬膳のヒントを伝えている。毎月のオンライン料理教室「おまもりレシピ」や、薬膳と共に今の自分を大切に生きていく習慣を楽しむ「こしらえごと.Lab」を主宰。実践しながら学べる「まいにち薬膳」の講座や毎月のオンライン講座、自宅講座含めて、受講数はのべ 5,000 人を超える。

料理の作り方だけでなく、日々の出来事から紐解いていく薬膳を含めた話は、毎日のくらしを豊かにしていくと好評。

著書に『身近な食材でからだが喜ぶ､野菜レシピ』（エムディエヌコーポレーション）がある。

薬膳レストラン監修他、『女性セブン』『ハナコママ』『くらしの窓口』等の取材及び掲載や、企業・個人問わずコラボイベントも多数。

HP：https://koshiraegoto.com/